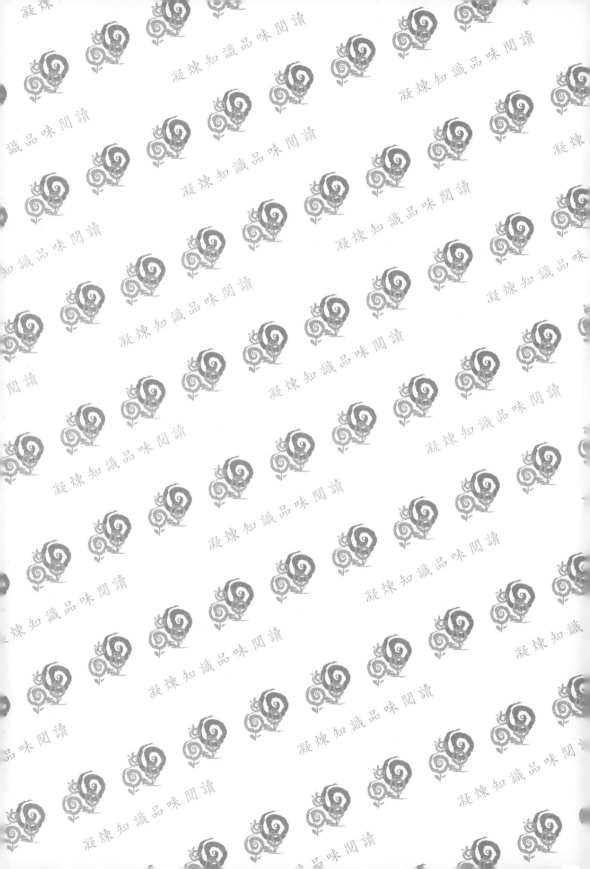

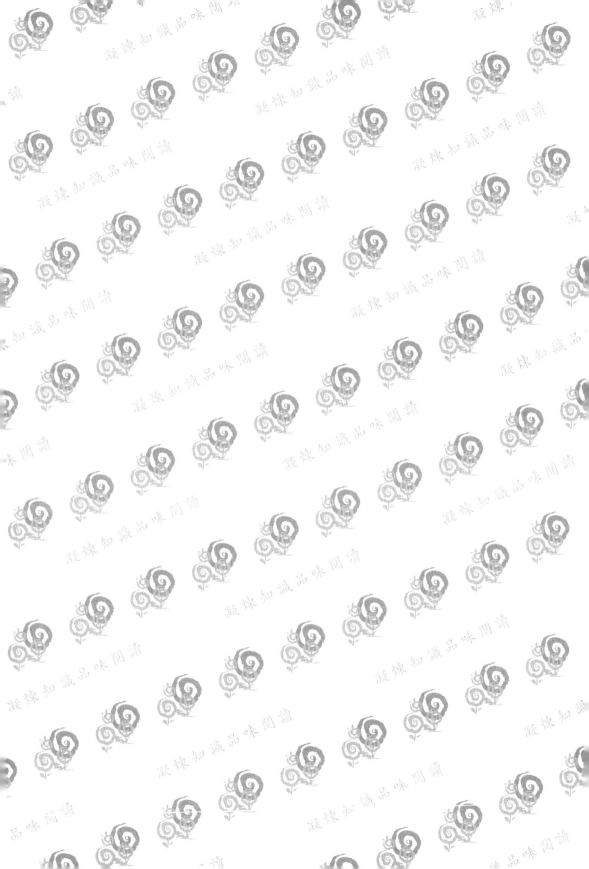

驗光人員
倫理與法規

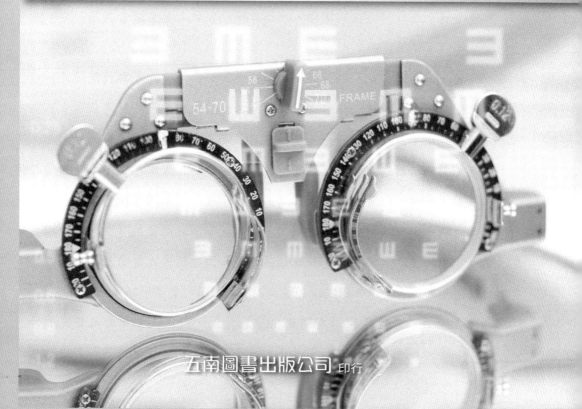

五南圖書出版公司 印行

序言

　　驗光人員法通過後，驗光人員已納入為醫事人員。對於醫事人員言，如護理師、醫檢師、醫放師、藥師及營養師等，相關於倫理與法規已有許多豐富的著作。非僅如此，其他專門職業及技術人員，如公共衛生師等對倫理與法規等議題亦相當的關注。此外，國家考試中，亦有諸多類別如物理治療師、職能治療師、諮商心理師、法醫師、呼吸治療師等皆有納入倫理或法規之考試項目，可見倫理與法規對於專業人員之重要性。然相對於驗光人員言，此部分仍需要更多的投入，雖國內大專校院視光科系已有開設相關課程，惟仍有賴此領域之專家學者共同努力，豐富其領域之相關研究。

　　因此，有感於此，編著者特編著此書，一來可作為大專校院視光科系相關倫理與法規之課程參考用，二來對於驗光從業人員於考試及實務上皆可運用，並能充實驗光人員倫理與法規之文獻。本書係由編著者依據理論與實務教學經驗等所編纂，其內容區分為五大章，包含第一章緒論、第二章驗光人員倫理、第三章基本法學概論、第四章驗光人員法及第五章驗光人員法相關爭議案例，本書涵蓋有關視光發展背景、倫理理論及驗光人員的專業倫理、法律相關基礎知識、驗光人員法及其他相關之法規，另本書特別收錄幾項於驗光人員法相關的實務爭議案例。

　　其中第一章主要探討有關視光發展背景、視光產業分析及視光教育等。由於視光領域涉及範圍甚廣，包含一部分的醫事背景及一部分的

商業背景，此部分固然源於其多元性，卻也加深此領域了解的難度。因此本書於緒論中述及有關視光的發展背景、產業狀態以及相關教育培養的管道等。第二章驗光人員倫理部分，則涵蓋了倫理學的基本理論、專業倫理概念，國內外對於驗光人員專業倫理之相關研究等，並有案例可供參考討論。第三章爲基礎法學概論，爲使驗光從業人員對於法令之理解有基礎概念，本書亦羅列相關基礎法學概念，有助於理解驗光人員法規體系。第四章則爲驗光人員法，除涵蓋該法本身有關總則等章節外，本書亦探討包含立法背景與內容及與其相關之醫療法、驗光人員法施行細則、驗光所設置標準及醫事人員執業登記及繼續教育辦法等關聯。此外，第五章則安排與驗光人員法相關之爭議案例，除可了解驗光人員法實施以來相關案例之法規重點，就消極面言能避免觸犯法令，減少不必要之紛爭，就積極面言能維護自我權益。

　　本書得以順利出版特別感謝五南圖書給予機會、王俐文副總及其團隊的督促與協助，由於他們的協助，本書得以順利出刊。此外，元培醫事科技大學系光系的同學劉冠杍、梁可嘉、陳芷玲、闕文郡、葉紀廷、褚宣陽等人，對於驗光人員專業倫理的個案提供，亦增添了本書的豐富性，一併致謝。本書業已多次校對，惟仍恐有疏漏之處，期盼各先進不吝指正。

葉靜輝 謹識

目錄

第一章　緒論

第一節　視光發展背景

　　眼睛是靈魂之窗，在一個以視力為基礎的世界當中，視覺是我們最主要的感官，於人的一生當中每個階段都扮演重要的角色。不論是新生兒依靠視覺辨識自己的母親、幼兒蹣跚學步，掌握平衡並學會走路、學生依靠視覺閱讀和學習、年輕人依靠視覺工作、老年人依靠視覺維持獨立生活等，這些都在在顯示視覺功能的重要性。

　　世界衛生組織（WHO）與國際防盲組織（IAPB）等全球多個國際志工機構共同發起全球醫療公益行動，並訂於每年 10 月的第 2 個星期四為世界視覺日（World Sight Day），提醒大家重視自我的眼睛健康，並強調優質視力保健服務的重要性。而世界衛生組織亦對世界視覺的動態提出相關報告，以 2019 之報告為例，其主要的重要問題包含，需要應對未滿足的需求、眼睛保健服務質量參差不齊、人力短缺、服務未被充分納入衛生系統、數據方面存在著差距、缺少與眼睛保健有關的實施及影響和衛生系統研究等。而人口高齡化與生活方式的改變，以及久坐的生活方式和不健康的飲食習慣等，都導致患有眼疾和視力損傷的人數增多。

　　視力損傷會對人的一生產生嚴重影響，若能及時獲得優質的眼睛保健和康復服務可以減輕由此產生的諸多後果，其所造成的生產損失與視力損傷給全球帶來巨大的財政負擔。全球至少有 22

億人患有視力損傷，在這些病例中，至少有 10 億視力損傷是原本可以預防或尚有治癒的可能。此外，該報告也指出 2020 年有達到 26 億人口患有近視，其中亞太區域高收入國家的近視總患病率最高（53.4%），韓國城市地區的青少年中更高達 97%。而我國的部分，依據教育部統計處 2022 年有關學生視力不良率之統計，顯示許多視力問題隨年齡增加，逐漸變成不可逆的結果，因此學齡兒童的視力保健攸關成人的視力健康。按高中以下學生觀察，109 學年視力不良率，國小一年級學生每 4 位就有 1 位視力不良，之後每個年級以 5 至 8 個百分點速度向上攀升，至國小六年級達 63.38%，國中三年級已成長至 77.56%，高中以後成長速度趨緩，惟高三視力不良率仍達 81.86%（如表 1.1）。

　　該報告亦指出雖然在過去的幾年努力下，應對眼疾和視力損傷採取了全球性的行動，因此在許多領域取得了進展。但是未來的挑戰依然存在，包含了人口結構不斷變化、數據收集及其納入衛生系統、眼保健納入衛生規劃與人力資源等。其中在人力資源部分，主要為人力缺乏協調和監管。在部分中低收入國家出現衛生工作者短缺相關的問題，這些因素包括分佈不理想、留用問題以及對衛生工作者的眼睛保健服務缺乏監管和協調不力，而此常導致效率低下等問題（Shah et.al, 2018）。雖然已提出利用社區工作者和其他如驗光師等提供眼睛保健和視力服務的創新戰略，但由於缺乏協調、監管和系統整合，使改善的情況受到影響。

　　因此，必須在基於需求的人力評估和規劃的背景下實施，使衛生工作者的能力、組成、部署和留用與人口需求和分布保持一致。儘管在提高驗光師、驗光技師和光學技師的培訓標準方面有重大進展（ECOO, 2013），但將驗光接受作為一種職業在許多

表 1.1　高級中等以下學校各年級裸視視力不良率

年級	不良率 (%)
國小一年級	28.13
國小二年級	33.85
國小三年級	41.94
國小四年級	50.26
國小五年級	57.77
國小六年級	63.38
國中一年級	69.41
國中二年級	73.85
國中三年級	77.56
高中（職）一年級	81.89
高中（職）二年級	81.56
高中（職）三年級	81.86

備註：
1. 兩眼視力均達 0.9 以上者爲視力正常；一眼在 0.9 以下者爲視力不良。
2. 資料來源：教育部統計處 2022-04-29。

國家仍然是一個問題，也是許多國家今後需要宣傳的一個重要議題（Ackland, 2012）。例如，在最近完成眼睛保健服務評估工具（2014-2016 年）的國家中，有三分之一（8/24）不承認視光學是一種職業，或者對驗光師沒有既定教育要求。在此背景下，必須注意的是，在某些國家中，生產率可能會下降，因爲一部分衛生工作者，如驗光師，沒有被授權獨立提供眼睛保健服務（Thomas et.al, 2011）。因此，我國對於視光教育的重視也顯得格外重要。

　　世界衛生組織對於視覺人力的部分也特別重視，該報告指出，欲實現以人爲本的綜合眼睛保健在很大程度上取決於衛生人力及

其所提供的服務、獲得服務的機會以及對服務的滿意度和服務質量。其程序為眼睛保健部門需要與負責制定政策以優化衛生從業人員，包括眼科醫生、驗光師、眼鏡師及其他專業與非專業人員供應的國家相關決策者密切合作。有關驗光人員的人力資源部分，以我國驗光人員為例（表 1.2），衛福部民國 110 年底醫療機構現況及醫院醫療服務量統計，驗光人員於醫療院所執業者，總計人數為 628 人，其中驗光師 353 人，驗光生 275 人，若以地區而言（如表 1.3），則以臺北區域最多，其次為中區區域。而民國 110 年底機構暨人員開（執）業場所執業醫事人員數（如表 1.4）驗光師人數為 2,852，驗光生人數為 3,734，合計 6,586，110 年底其他醫事機構驗光所 40 家；眼鏡公司（商號）合設 2,914 家（如表 1.5），執業人數驗光師 2,499；驗光生 3,459，計 5,958（表 1.6）人，因此可見多數的驗光人員工作場域以非醫療院所居多。最後，就民國 106 至 110 年發證人數計，可知該期間總計發出驗光師 4,186 張、驗光生 7,164 張，共 11,350 張證書在案，由此可知對於人才培育之持續性。

表 1.2　民國 106-110 歷年醫療院所執業醫事人員數

時間	驗光師	驗光生	小計
106 年	30	16	46
107 年	129	77	206
108 年	178	115	293
109 年	254	177	431
110 年	353	275	628

資料來源：醫療機構現況及醫院醫療服務量統計

表 1.3　民國 110 年各醫療區域醫療院所執業醫事人員數

地區	驗光師	驗光生	小計
臺北區域	136	96	232
北區區域	39	31	70
中區區域	106	63	169
南區區域	34	26	60
高屏區域	35	57	92
東區區域	3	2	5
總計	353	275	628

資料來源：醫療機構現況及醫院醫療服務量統計

表 1.4　民國 110 年機構暨人員開（執）業場所執業醫事人員數按 - 縣市別分

地區	驗光師	驗光生	小計
總計	2,852	3,734	6,586
新北市	361	550	911
臺北市	561	564	1,125
桃園市	242	324	566
臺中市	511	511	1,022
臺南市	233	298	531
高雄市	305	542	847
宜蘭縣	44	56	100
新竹縣	46	78	124
苗栗縣	32	55	87
彰化縣	167	198	365
南投縣	64	58	122
雲林縣	52	72	124

地區	驗光師	驗光生	小計
嘉義縣	11	28	39
屏東縣	46	103	149
臺東縣	10	26	36
花蓮縣	25	27	52
澎湖縣	-	13	13
基隆市	15	53	68
新竹市	70	106	176
嘉義市	56	68	124
金門縣	1	4	5
連江縣	-	-	-

資料來源：醫療機構現況及醫院醫療服務量統計

表 1.5　其他醫療機構、其他醫事機構及非醫事機構暨開（執）業場所數

地區	驗光所	眼鏡公司（商號）合設	小計
小計	40	2,914	2,954
新北市	2	407	409
臺北市	3	415	418
桃園市	1	266	267
臺中市	3	403	406
臺南市	6	251	257
高雄市	15	382	397
宜蘭縣	-	57	57
新竹縣	-	63	63
苗栗縣	-	49	49
彰化縣	-	173	173

地區	驗光所	眼鏡公司（商號）合設	小計
南投縣	1	55	56
雲林縣	-	67	67
嘉義縣	-	23	23
屏東縣	8	85	93
臺東縣	-	18	18
花蓮縣	-	30	30
澎湖縣	-	6	6
基隆市	-	35	35
新竹市	1	65	66
嘉義市	-	62	62
金門縣	-	2	2
連江縣	-	-	-

資料來源：醫療機構現況及醫院醫療服務量統計

表 1.6　其他醫療機構、其他醫事機構及非醫事機構暨開（執）業人員數

地區	驗光所	眼鏡公司（商號）合設	小計
小計	40	2,914	2,954
人數	94	5,864	5,958
驗光師	44	2,455	2,499
驗光生	50	3,409	3,459

表 1.7　民國 106-110 年驗光人員發證人數統計一覽表

時間	驗光師	驗光生	小計
106 年	2,445	4,843	7,288
107 年	268	482	750

時間	驗光師	驗光生	小計
108 年	443	922	1,365
109 年	406	495	901
110 年	624	422	1,046
總計	4,186	7,164	11,350

備註：衛福部衛生公務統計一覽表／醫事人員發證人數

第二節　視光產業分析

　　依經濟學的定義，產業是指一群生產相同或類似產品的集合體（楊雲明，2019），而依行政院主計處民國 110 年之「行業統計分類」所示，「行業」係指場所單位所從事的經濟活動種類。

　　由於視光產業跨足的行業甚廣，綜觀眼科視力相關產業，包括輔助彌補用醫材（如隱形眼鏡）、手術用醫材、診斷監測用醫材、藥物／藥劑、敷料及通路商等，臺灣廠商多數集中在「輔助彌補」領域，也就是隱形眼鏡製造領域；而診斷監測用醫材，如眼底鏡、光學同調斷層掃描儀（OCT）等必須結合光學、電子、電機等技術，對於已具備資通訊優勢的臺廠而言，可說是得天獨厚。工研院有感此一產業欠缺橫向互動與交流，因此於 2019 年成立「臺灣眼視光大健康產業平臺」，邀請多家眼科醫材領導廠商（如大學眼科、晶碩光學、明達醫學、晉弘科技、承賢科技、艾克夏醫療儀器、臺灣醫療器材同業公會等），透過此平臺協助產業進行訊息交流與技術整合，整合產業上中下游，以群聚能量加速眼科新產品或創新服務的發展，共同掌握龐大的眼科醫材商機（工研院，

2019）。

　此外，相關的行業動態，以眼鏡製造業為例，依據經濟部統計處 2022 年 1 月 17 日所發布之產業經濟統計簡訊為例，其中台灣眼鏡製造業 2021 年 1-10 月產值為 362 億元。按產品觀察，2020 年以隱形眼鏡占 63.6% 居大宗，太陽眼鏡占 7.5%，一般眼鏡占 0.6%，其他鏡類及配件占 28.3%。如以工廠分布觀察，主要集中於臺南市，占全國 63.7%，其次分布於新北市 11.9%、臺中市 5.9%。再者，我國隱形眼鏡以出口為主，近年直接外銷比率約 7 成 5 以上，其中日本、中國大陸及香港為我國隱形眼鏡主要出口市場。

　再者，部分國內視光科系如中臺科技大學視光系，亦有羅列視光相關產業資訊，包含瑞士商愛爾康大藥廠股份有限公司台灣分公司、酷柏光學股份有限公司、大學光學科技股份有限公司、精華光學股份有限公司、年青人眼鏡有限公司得恩堂眼鏡股份有限公司、小林鐘錶眼鏡股份有限公司、寶島光學科技股份有限公司、華美光學科技股份有限公司、博士倫股份有限公司、嬌生股份有限公司等。此外，依 104 人力銀行之調查（截止至 2023.01.05 有效樣本數：3242），視光系畢業學生工作的產業包含鐘錶／眼鏡零售業、其他醫療保健服務業、診所等，工作的公司包含寶島、小林、仁愛等。是以，綜合上述所論，與視光產業相關的行業可包含於製造業、批發、零售業及醫療保健及社會工作服務業等，如表 1.8 所示、107-110 眼鏡及其零配件批發／零售統計如表 1.9、眼鏡業現況如表 1.10。

表 1.8　視光產業相關之行業一覽表

分類編號		行業名稱及定義
大類	小類／細類	
製造業	332 醫療器材及用品製造業	從事眼鏡及內科、外科、牙科、矯治、獸醫等用途之醫療器材與用品製造之行業。
	3321 眼鏡製造業	從事眼鏡製造之行業，如矯正用眼鏡、太陽眼鏡、隱形眼鏡、潛水眼鏡、護目鏡等製造；眼鏡框、義眼製造亦歸入本類。
	2779 其他光學儀器及設備製造業	從事 2771 細類以外光學儀器及設備製造之行業，如望遠鏡、顯微鏡、光學定位設備、電影及幻燈片放映機、菱鏡、光學反射鏡片、非眼鏡鏡片鍍膜或磨光、火災控制或照相用途（如曝光計及測距儀）之光學量測及檢查裝置等製造。
	456 家庭器具及用品批發業	從事家用器具及用品批發之行業，如家用電器、家具、家飾品、家用攝影器材與光學產品、鐘錶、眼鏡、珠寶、清潔用品等批發。
批發及零售業	4565 鐘錶及眼鏡批發業	從事鐘錶、眼鏡及其零配件批發之行業。
	474 家用器具及用品零售業	從事家用器具及用品專賣之零售店，如家用電器、家具、家飾品、鐘錶、眼鏡、珠寶、家用攝影器材與光學產品、清潔用品等零售店。
	4744 鐘錶及眼鏡零售業	從事鐘錶、眼鏡及其零配件專賣之零售店。
醫療保健及社會工作服務業	8699 未分類其他醫療保健業	從事 8691 細類以外其他醫療保健服務之行業，如產後護理、助產、物理治療、職能治療、救護車運送等服務；捐血機構及臍帶血銀行亦歸入本類。

備註：
1. 依醫師處方從事鏡片研磨歸入 3321 細類「眼鏡製造業」。
2. 眼鏡零售店附帶提供驗光服務歸入 4744 細類「鐘錶及眼鏡零售業」。

表 1.9 我國 107-110 眼鏡及其零配件批發／零售一覽表

時間	類別	家數總計
107 年	4565-12 眼鏡及其零配件零售	1,125
	4744-12 眼鏡及其零配件零售	4,164
108 年	4565-12 眼鏡及其零配件批發	1,126
	4744-12 眼鏡及其零配件零售	4,158
109 年	4565-12 眼鏡及其零配件批發	1,193
	4744-12 眼鏡及其零配件零售	4,221
110 年	4565-12 眼鏡及其零配件批發	1,183
	4744-12 眼鏡及其零配件零售	4,204

資料來源：財政部統計資料庫

表 1.10 眼鏡業現況總表

品牌名稱	分店家數	
寶島連鎖體系		466
寶島眼鏡直營店家	203	
寶島策略聯盟店	147	
文雄眼鏡	59	
鏡匠工廠	24	
米蘭眼鏡	4	
La Mode	22	
Solomax	7	
小林眼鏡		233
仁愛眼鏡		121
德恩堂眼鏡		90
年青人眼鏡		65
大學眼鏡		40
Owndays		52

品牌名稱	分店家數
Jins	38
中天眼鏡	35

備註：工商時報 2021.06.01

　　而有關視光系畢業學生所從事的職業，依行政院主計處民國 99 年「職業統計分類」，「職業」則指工作者本身所擔任之職務或工作，與視光相關的職業則可包含專業人員（如驗光師）、技術員及助理專業人員（如眼鏡配鏡員）、服務及銷售工作人員（如商店銷售有關人員）及技藝有關工作人員（如光學鏡片製作人員）等，如表 1.11 所示。此部分亦與 104 銀行所作之調查，視光學系畢業的學生第一份工作主要為驗光師、門市／店員／專櫃人員、診所助理等有相關。

表 1.11　視光相關之職業一覽表

分類編號		職業名稱及定義
大類	小類／細類	
專業人員	2299 未分類其他醫療保健專業人員	從事 2291 至 2295 細類以外其他醫療保健服務之人員，如呼吸治療師、醫院管理師。
技術員及助理專業人員	3293 配鏡技術員	依眼科醫師之處方，從事眼鏡配製之人員。 工作內容包括： (1) 建議顧客選擇合適及維護眼鏡、隱形眼鏡及其他類似光學裝置。 (2) 解釋視力處方、向光學製造廠訂做眼鏡，包括鏡片磨光及固定鏡片於鏡框、提供隱形眼鏡使用方式等。 (3) 核對眼鏡及弱視輔具之精確度與處方相符，並為顧客調整鏡片及鏡架。

分類編號		職業名稱及定義
大類	小類／細類	
服務及銷售工作人員	5220 商店銷售有關人員	在批發及零售商店直接向公司、機構、一般民眾銷售商品與解說售後服務之人員。從事監督商店銷售人員或經營零售店並兼作銷售工作之人員亦歸入本類。 工作內容包括： (1) 依顧客需求，建議適合的商品與價格，並解說商品之用途、使用方法及保固期限。 (2) 訂購所販售之商品，並盤點存貨。 (3) 陳列、銷售及包裝商品，並收取付款。 (4) 在便利商店、量販店及百貨公司等批發與零售商店，從事監督與協調銷售人員、收銀員及其他工作人員。
技藝有關工作人員	7999 其他未分類技藝有關工作人員	從事 7991 至 7994 細類以外之未分類其他技藝有關工作人員，如光學鏡片製作人員。

第三節　視光教育

　　早期眼鏡從業人員大都為鐘錶眼鏡店的模式，並以師徒制方式行之，直至 1990 年代初才陸續出現學分班、1990 年代末才有大學部（林克亮等，2016）。此外，驗光相關科系人力之養成，係始於 69 年以職校方式培育，2000 年以後改由專科以上養成，至 2016 年共有 11 所學校設有驗光相關科系，預估每年畢業人數約 1,000 人，已畢業人數約 8,000 人，加上非本科系畢業但已從事驗光配鏡多年之從業人員 1 萬 5,000 人以上，計約 24,000 人以上，將可參加特考或高考取得驗光人員資格（衛福部，2016）。

一、國外視光教育

有關視光教育，各國不盡相同（林克亮等，2016；蕭清仁，2001），如表 1.12 所示。美國及加拿大之眼視光醫師爲學士後教育，即大學畢業後再加上四年專業教育總共八年教育，以培育專業醫療人員爲眼視光醫師。美國及加拿大早在一百年前，即建立相關制度，眼睛臨床照護除眼科醫師外，更有眼視光醫師與配鏡師的投入。眼視光醫師的工作是診斷、治療、提供處方。此外，眼視光醫師亦可協助患者檢查眼睛屈光或視覺機能問題，並透過視力訓練改善雙眼視覺問題，開立處方對眼疾作藥物治療，進行開立隱形眼鏡處方箋時，需先檢查患者眼睛健康情況、眼球弧度等條件再進行隱形眼鏡的驗配。由於該地區眼科醫師比例少，因此當民眾有眼睛方面的問題時，會直接找視光醫師檢查評估，需轉介眼科醫生或其他醫師，並將相關檢查結果給與醫師，讓醫師進行妥善的處理與治療。

香港部分與英國相同，人員必須接受十三年基礎教育後，才可進入視光學系就讀。澳大利亞視光學系課程爲四年制，畢業取得學士學位，並經由政府與協會的管理，方可稱爲視光師。香港理工大學於 1978 設立視光學系，成爲香港唯一的視光學教育中心。香港視光師證照立法是由香港視光師管理委員會於 1986 年根據香港法例第 359 章《輔助醫療業條例》成立。視光師專業的註冊於 1994 年 12 月 1 日開始，香港眼視光師爲民眾提供基層視覺和眼睛護理服務，具體的執業範圍包括評估視力、篩選、檢查和管理視覺及眼睛疾病、檢查屈光度數、處方和驗配眼鏡、隱形眼鏡和視覺訓練治療、處方和驗配其他特別的助視器、提供視覺行爲的建議等。香

表 1.12　香港及部分國外視光系一覽表

項次	學校名稱
1	Hong Kong, The Hong Kong Polytechnic University (PolyU), School of Optometry
2	New Zealand, University of Auckland, School of Optometry and Vision Science
3	Queensland, Queensland University of Technology, School of Optometry and Vision Science
4	NSW, The University of New South Wales, School of Optometry and Vision Science
5	Michigan, Michigan College of Optometry at Ferris State Univ.
6	Illinois, Illinois College of Optometry
7	Missouri, University of Missouri-St. Louri, School of Optometry
8	Florida, Nova Southeastern University, College of Optometry
9	California, University of California, Berkeley, School of Optometry
10	Alabama, University of Alabama at Birminghan, School of Optometry
11	Texas, University of Houston, College of Optometry
12	Puerto rico, Inter American University of Puerto Rico, School of Optometry
13	Oklahoma, Northeastern State University, College of Optometry
14	Ohio, The Ohio State University, College of Optometry
15	New York, State University of New York, State College of Optometry
16	Massachusetts, New England College of Optometry
17	Oregon, Pacific University, College of Optometry

資料來源：中臺科技大學視光系 https://op.ctust.edu.tw/p/403-1008-674.php?Lang=zh-tw

港視光師制度分為四級，一級視光師為正規視光學系學士學位畢業，工作範圍最大，可用診斷性藥物如散瞳劑作眼底檢查，而第四級視光師則是在法案通過前，已在眼鏡行業工作者。

　　新加坡的視光學科為三年期的課程，為副學士學位課程。早期新加坡政府衛生單位才發現教民眾配戴隱形眼鏡的從業人員，都沒有接受正規的教育。目前於新加坡理工大學設立視光學科，每年招收 40 名學生，等於是高二結束後進入技術學院，為副學士學位課程。中國大陸之眼視光學系為五年的教育課程，畢業經醫院實習一年後方可考證照。大陸最早設立眼視光學系為溫州醫學院，期課程安排為五年的教育課程，前三年學習的課程為基礎醫學課程，至四年級時才選擇將來欲發展的方向，如眼視光師或眼科醫師等，畢業後便是該行業的專業人員，畢業後要經醫院實習一年後才可考證照。目前亦有設立七年制眼視光學系，畢業後可取得碩士學位。

二、國內視光教育

　　依據教育部相關資料統計，目前國內視光相關科系計有 12 所，如表 1.13，各校特色不同，茲根據各校網站、技訊網、Collego 網站等資料，敘述如下。

表 1.13　國內大專校院視光科系一覽表

學校	科系	成立時間（西元）	類別	區域
中山醫學大學	視光學系	1999	大學	臺中市
亞洲大學	視光學系	2015	大學	臺中市
大葉大學	視光學系	2015	大學	彰化縣

學校	科系	成立時間（西元）	類別	區域
馬偕醫學院	視光學系	2023	大學	新北市
中臺科技大學	視光系	2008	科技大學	臺中市
元培醫事科技大學	視光系	2009	科技大學	新竹市
中華醫事科技大學	視光系	2008	科技大學	臺南市
馬偕醫護管理專科學校	視光學科	2013	專科	新北市
仁德醫護管理專科學校	視光學科	2000	專科	苗栗縣
新生醫護管理專科學校	視光學科	2013	專科	桃園市
樹人醫護管理專科學校	視光學科	2000	專科	高雄市
康寧大學專科部	視光科	2013	專科	臺北市

資料來源：亞洲大學視光學系 https://opt.asia.edu.tw/zh_tw/school 及各系所網站。

　　中山醫學大學視光學系（所）為臺灣最早開辦驗光知識與技術學習的學校，於 1992 年即開辦驗光學學分班，培訓已從事眼鏡相關行業的從業人員，1999 年通過成立全國首創的視光學系進修學士班，2000 年正式參與大學聯合招生第三類組考試。另分別於 2003 年及 2013 年相繼成立二年制在職專班與視光研究所。課程內容以美加、紐澳等各大著名視光學院課程為主軸，並加入本土教學特色，培育視光專業人才。在產官學界合作與國際交流方面，積極與鏡片、隱形眼鏡、生醫產業等大廠建立合作關係，同時與其他學校建立學術交流管道，如中國大陸溫州醫學院、天津醫科大學與香港理工大學等，同時配合政府新南向政策，鼓勵學生前往馬來西亞

與澳洲等國家實習。

　　亞洲大學視光學系，其宗旨為視光培育具備視機能檢測與屈光矯正之專業人才，落實以視光專業服務民眾，真正達到「教、考、訓、用」照護臺灣民眾的視力健康。此外，透過視光相關科學教育訓練學生思考、邏輯與應變能力，也可培育擁有科學研究與臨床專業的專才，提升臺灣視光於國際之能見度，與國際視光接軌。學系核心包含，視學科學研究、視覺保健食品、獨立思考判斷、國際視光交流、經營管理溝通、眼鏡生活美學及視光專業應用等。該系特色為視光教學內容結合國際視光課程，強調臨床技能的熟練應用與科學研究的邏輯思考，更是結合亞洲大學其它系所特色，例如多媒體設計、經營管理等課程。亞大視光與眼科結合，擁有全國唯一的眼視光中心，增加學生臨床經驗與能力，並提升未來眼視光相關研究的潛能，更與國內視光相關產業合作，產學無縫接軌。

　　大葉大學視光學系（所），宗旨目標主要為「視力保健照護」，完整的視光學教育提升專業能力確保照護的安全與品質。其特色為理論與實務並重、人文與科技整合，透過「師徒傳承」與「產學合作」培育專業能力，培養學生具有視光專業照護、專業倫理、批判性思維、人文關懷、溝通與團隊合作、克盡職責、自我主導終身學習和管理能力的專業視光人員。該系結合該校醫療器材培育視光驗光儀器、配鏡儀器、隱形眼鏡儀器等視光專業設計人才之養成；結合該校工業工程與光電產業培育隱形眼鏡鏡片生產設計，以供視光製造產業專業人才之需求；結合該校工業設計培育眼鏡鏡框架設計生產人才、結合該校企業管理培育眼鏡鏡框、鏡片、視光儀器、隱形眼鏡鏡片銷售人才之養成。該校視光學系強調設於理工類之視光體系。

　　馬偕醫學院視光學系，該校視光學系強調爲全臺灣第一所隸屬於醫學院體系內的視光學系，以醫學院爲主體的教育體制下，將基礎科學、基礎醫學、臨床視光與跨領域教育加以整合，培育具馬偕博士奉獻精神之視光專業人才。其理念及目標，主要是培育臨床實務、業界專長與基礎研究並重之視光專業人才，以提升視光及視覺生物醫學發展，期望成爲國內最專業之視光領域、生物醫療產界與學術研究專才的搖籃。教學與課程設計以臨床視光學及實驗課程、基礎科學課程、基礎醫學課程爲三大主軸，包含專業跨領域選修課程，例如醫材光學與人工智慧演算法等。該系教學目標爲第一學年，基礎醫學與視光學的基本概念。第二學年，視光學相關學理與驗光之操作及儀器使用，第三學年，配鏡操作流程、低視力學與隱形眼鏡驗配。第四學年，臨床視光學運用，並具有獨立判斷思考的能力。

　　中臺科技大學視光系，該系教育目標爲培育具人性關懷與專業之視光產業人才。四技日間部培育重點，著重培養學生具有視光各學科基礎理論及基本技術的訓練。二技進修部培育重點，著重在視光各學科基礎理論及深度應用、並加強臨床新知的探討。課程規劃部分，以「驗光師國考科目」爲核心，並包含「視光健康照護概論」、「視光流行病學」、「眼病理學」、「公共衛生學」等醫事專業課程。就業發展部分，則包含國內醫療院所眼科專業驗光師、各大眼鏡連鎖公司專業驗光師、眼鏡配鏡技術、隱形眼鏡驗配技術人員、專業經營管理人才、視力保健中心驗光師或專業諮詢人員、國內外光學鏡片及隱形眼鏡公司（廠）專業研發、設計製造工程師或銷售人員、眼科醫療儀器公司專業技術人員等。

　　元培醫事科技大學視光系，系教育目標爲培養視光專業知識，

具備解決問題的能力，包含強化學生視力健康照護專業知識、訓練思辨能力，能獨力解決專業領域的問題；培養理論與實務整合的產業專技人才，包含訓練視光醫療器材的操作及原理、熟悉視機能檢測步驟及其生理意義、了解視光與其相關視力保健之臨床應用；培養學生兼具職場倫理與團隊合作的精神，包含養成職場倫理之觀念、訓練團隊合作的精神等。該系課程規劃，包括強調醫學概念的視光技術實作課程、兼具視光基礎理論與管理的專業訓練。就業發展部分，包含可任職於醫院或診所的眼科部門擔任專業驗光師。畢業後可任職於大型眼鏡連鎖店擔任視光師、店長、生物科技、預防醫學推廣等視光產業發展規劃師、視光及光電科技產業之專案管理師。

中華醫事科技大學視光系（科）（所），該系教育目標爲培育具人本關懷之視光專業人才，發展特色爲唯一同時具備視光系研究所之技職院校。教學目標及特色，開設驗光師國考輔導班與大量線上模擬試題全面輔導考照、視力健檢服務，培養人文關懷情操與訓練實務能力、專題製作課程，培養學生規劃與問題解決能力。課程規劃，涵蓋視光專業課程如眼球生理、眼疾病學、低視力學、視覺光學、視光學、隱形眼鏡學、配鏡學、倫理與法規等驗光師國家考試相關科目。就業發展，從事視光工作可於視光中心、眼鏡公司與眼科醫院擔任驗光師，從事眼視力屈光檢查及配鏡工作，或於光學鏡片與隱形眼鏡公司擔任視光專業講師或技術人員。

馬偕醫護管理專科學校視光學科，設立宗旨爲，在於培養具有「專業、熱誠、敬業、職場技巧、服務熱忱、具有創造力」，站在視力保健第一線以維護國人視力健康的優秀學生。教育目標，訓練兼具醫護背景知識及驗光配鏡專業技能，同時具備謀生一技之長的

驗光師並以「培育國內視光專業基層人才」做爲願景。辦學特色，除整合馬偕醫療體系資源，提供優質學習環境外，並將以馬偕紀念醫院各分院眼科及北部地區之眼鏡公司、視光中心等單位作爲學生臨床實習的場所。未來本科學生在校內理論課程與基礎實習操作及校外實習課程的訓練下，培養成爲驗光配鏡專業基礎人才。學生出路，除於眼鏡公司服務外並可自行開業，或受聘於視光相關行業如眼科醫院診所擔任驗光師或眼鏡門市銷售人員等。

仁德醫護管理專科學校視光學科，著重「校內專業訓練」以及「校外實習」兩大部分，校內則爲加強配鏡、驗光及專業能力培養，如鏡片加工的專業能力、眼睛護理保健的專業能力、屈光檢查（驗光）的專業能力以及具視機能檢查及訓練的專業能力，目標在於訓練出兼具醫護背景知識及驗光配鏡技能之專才。課程包括驗光、配鏡、隱形眼鏡、低視力等專業知識，並於眼鏡公司及眼科實習一年，畢業立即能報考驗光師證照並就業。辦學特色爲理論與實務並重全方位培育各類視光專業人才，學生畢業立即就業，著重眼鏡配鏡技術，推廣「眼鏡鏡片製作丙級技術士」專業證照考照，強調眼鏡門市經營管理實務。就業發展，考取驗光師執照後擔任驗光師，或在眼鏡行從事配鏡、眼鏡銷售、眼科診所等。

新生醫護管理專科學校視光學科，其教學目標及特色爲「視光專業理論」結合「實務操作」落實學用合一教育理念，培養具備驗光配鏡、屈光矯正等視光專業技能，以符合技職教育所重視之優秀「視光專業人才」。課程規劃部分，秉持「務實致用」精神，結合專業與實務課程如視光學等，培養學生具備「視光專業知識與技能」，結合「校外實習」強化職場實作經驗，達到畢業即就業之目標。就業發展，包括擔任視光產業及各級醫療院所驗光師或眼科儀

器、眼科藥廠、鏡片、鏡框及隱形眼鏡大廠擔任行銷管理人才。

樹人醫護管理專科學校視光學科，該科為國內技職教育視光學類之首創科系，培育目標，為培育具驗光配鏡及雙眼視機能檢查矯正之專業驗光師，期能對國人的視力保健工作有所貢獻。該科特色，培養學生具備眼睛護理保健、眼睛屈光檢查、鏡片製作加工、各式鏡片裝配、雙眼視能訓練的專業能力。課程規劃，課程之設計注重基礎科學、醫學及光學的背景訓練，並結合臨床實際驗光配鏡及視機能之專業訓練，另更灌輸職業道德與醫事法規之精神。就業管道，如在驗光所擔任驗光師，在視光中心或眼科醫院擔任視機能檢查及訓練之技術人員，在醫院眼科部門擔任醫師助理或視力檢測員，在鏡片生產工廠擔任光學技術人員從事鏡片設計與加工之工作，在隱形眼鏡公司擔任品質管制或光學檢測之工作等

康寧大學視光科，培育目標為培養具備德、智、體、群、美均衡發展及高水準驗光配鏡技能的優秀視光產業的專技人才。培養學生具備基本視力保健的專業知能、具備正確驗光檢測專業技能、具備熟練各式鏡片裝配、眼睛屈光檢查、雙眼視能訓練的專業能力。課程規劃注重基礎科學、醫學及光學的基礎專業知識，結合國內大型視光連鎖體系以及眼鏡單店進行產學合作與相關見習及實習，整體學習過程特別強調遵守職業道德與醫事法規重要性，另增設『眼鏡配戴整體美學』及『視光產品銷售』等相關課程模組，強化畢業學生就業優勢。就業發展，如於眼科醫院診所等擔任驗光師，或視光連鎖體系擔任眼鏡門市銷售人員等。

三、視光倫理與法規課程

　　國內各大專校院視光學科對於專業人員的培育，倫理教育與法規是協助學生對於未來職場之倫理情境的決策與法令遵守之重要課程，如表 1.14。此外，就驗光人員的國考當中，亦有安排相關科目，眼球解剖生理學與倫理法規，非僅如此，其他專門職業人員及技術人員考試部分，亦有安排倫理與法規的考科，如表 1.15，可見此科目對專業人員之重要性。

表 1.14　國內視光科系開設倫理與法規相關課程一覽表

學校	名稱	時程	類型	學分數
中山醫學大學	驗光法規與倫理	大一下	選修	2
亞洲大學	視光概論與法規倫理	大一上	必修	2
大葉大學	倫理與法規	大三上	必修	2
中臺科技大學	職業倫理與法規	大三上	必修	2
元培醫事科技大學	眼球生理與倫理法規特論	大四下	必修	2
中華醫事科技大學	視光倫理與法規	大三下	必修	2
馬偕醫護管理專科學校	驗光倫理與法規	專五下	必修	2
仁德醫護管理專科學校	視光職場倫理與法規	專二上	必修	2
新生醫護管理專科學校	視光倫理與法規	專三下	必修	2
樹人醫護管理專科學校	驗光人員倫理與法規	專五下	必修	2
康寧大學	視光職場法律	專五下	必修	2

資料來源：各校網頁

表 1.15　部分專門職業人員及技術人員考試倫理與法規相關考科一覽表

項目 國考	考科
驗光人員	眼球解剖生理學與倫理法規
公共衛生師	衛生法規及倫理
物理治療師	物理治療學概論 （包括物理治療史、物理治療倫理學與物理治療行政管理學）
職能治療師	職能治療學概論 （包括職能治療之歷史、哲學、角色與功能、理論基礎、倫理與規範、行政管理）
諮商心理師	諮商與心理治療實務與專業倫理
法醫師	法醫法規、倫理與公共衛生
呼吸治療師	基礎呼吸治療學（包括呼吸治療倫理）
語言治療師	溝通障礙總論（包括專業倫理）
聽力師	聽語溝通障礙學（包括專業倫理）
牙體技術師	牙體技術學（四） （包括牙科矯正技術學、兒童牙科技術學及牙技法規與倫理學科目）

資料來源：考選部

第二章　驗光人員倫理

第一節　倫理學

倫理（ethics）一詞源自希臘 ethos，係指品格（character）。而道德（moral），則出自於拉丁文的 moralis，係指習俗（custom）或禮儀（manner），兩者有時分開使用，有時亦指同一詞（林火旺，2004）。Waton（1988）認為倫理係指涉及人們以道德和正義為標準，判斷人類行為舉止的是與非。Colema（1994）認為倫理的建立可以定義人際間互動的義務與期待關係。因此倫理可被認定為是社會的道德規範，以作為人類行為指導之準則亦是人倫之道，提供人際關係行為的依據。

一、倫理學

倫理學又稱道德哲學（moral philosophy），為哲學的分支，其以哲學方法研究道德，亦即將哲學的批判、分析的研究方法應用到倫理道德領域，其目的要為針對生活當中的道德問題進行理性的分析和探討，並對一般生活中的道德原則，尋找一個合理性的基礎（林火旺，2004）。Wheelwright（1959）認為倫理學係為基於道德原則、反思選擇和是非行為標準的系統研究。

有關倫理學的分類各有不同，如林火旺（2004）區分規範

倫理學（normative ethics）、後設倫理學（metathics）；Stanford
與 Connor（2014）區分為三類，包含規範倫理學（normative
ethics）、後設倫理學（metathics）、應用倫理學（applied
ethics）。本書依據上述作者所作之分類，將倫理學領域（area）
區分為規範倫理學與非規範倫理學，而其研究途徑（approach）則
有不同，前者包含一般性規範性倫理及應用倫理，如目的論或結果
論、義務論、德行論；後者包含後設倫理學、描述性倫理學，而依
據 Beauchamp 與 Childress（1979）的分類，倫理學類型概述如表
2.1。而綜合上述分類，倫理學可區分為規範倫理學與非規範倫理
學。

表 2.1　倫理學分類一覽表

倫理學		
規範倫理學		非規範倫理學
一般規範倫理學	目的論	描述性倫理學
	義務論	後設倫理學
	德行論	
應用倫理學	專業倫理等	

二、規範倫理學

　　規範倫理學的內容雖各有不同，「己所不欲，勿施於人」即是
規範論重要的註解，何懷宏（2002）認為透過對「善惡正邪」問題
的不同回答，可分為義務論或道義論和目的論，也有學者以結果論
（consequentialism）取代目的論。林火旺（2004），則區分倫理學
派為目的論（teleological theoy）、義務論（deontological theory）

及德行論（virtue theory）。

（一）目的論

1. 效益論

　　目的論主張一個行為的對錯，完全決定在該行為所實現的目的或結果（林火旺，2004），效益論是目的論當中最有名的一種型態。效益論學說起源自 1700 年代，是英國哲學家邊沁（Bentham, 1748-1832）及米爾（Mill, 1806-1873）所倡導的倫理理論。其認為面對倫理困境（ethical dilemmas）的決策選擇，應該是基於對絕大多數有利的情況進行。區別一件事情的是非善惡對錯，必須審視是否達到最大效益，獲得最大效益即為善，反之則為惡；主張此理論人士認為倫理規範應建立在為大多數人帶來的最大利益之上；效益論最重要的主張係為最多的人謀最大的利益（Fremgen, 2012）。

　　目的論關注的是行動或最終結果對整個社會福祉的影響。換句話說，一個行為的正確或錯誤完全取決於其結果，這種觀點著眼於什麼能滿足大多數人的利益、願望和需要。此外，效益論是一種基於結果的倫理理論，其遵循的前提是強調目的的重要性，而方法過程僅係合理化其目的而以。Mack（2004）提及，雖然人們普遍認為明智的道德規範會促進個人和社會的利益，但功利主義者比這更進一步。他們認為，我們遵守各種道德規範的唯一理性基礎是它為我們提供的好處和對於整個社會的受益。效益論可分為行為效益論（act utilitarianism）及規則效益論（rule utilitarianism），前者強調凡能促進最高益處的行為就是合乎倫理，其主要關心的是行為本身而不問規範；後者強調在判斷行為的倫理性之前，先制定一些原則

或規範，主張依規則來決定何者該做（戴正德，1998；盧美秀，2011）。

2. 效益論個案

假設你是一名醫院管理員，目前正在努力招募在嬰兒猝死綜合症（SIDS）領域享有盛譽的世界著名醫師／研究員費雷羅博士，來院實習和進行開創性研究。由於支付他所需要的費用將意味著犧牲很大一部分慈善資金，這些資金用於為那些無力支付醫療費用的人提供內部免費醫療服務。費雷羅醫生的工作在挽救生命方面的重要性毋庸置疑，但免費診所則為數百名可能無法獲得醫療保健的患者提供服務。你是否減少了免費診所的服務，包括裁員，以聘請費雷羅，抑或決定繼續開設免費診所而不聘用費雷羅。如果在這種情況下使用功利主義方法，你將查看困境當中各方的利益，並選擇為大多數人服務的一方。這將要求對事實進行公正的計算，並根據道德標準得出數字來支持對多數人有益的解決方案，你認為在這種情況下你會如何行動（Stanford & Connor, 2014）。

（二）義務論

義務論認為評估行為的對錯，不是完全由行為所造成的結果決定，而是由行為本身所具有的特點決定（Stanford & Connor, 2014）。義務論的倫理學認為人類的倫理行為表現為一種與生俱來的義務，非為個人利益與目的。基於責任的倫理學，也稱為道義論或基於權利的倫理學，認為某些生活義務應該是一個人日常生活中的主要焦點，這些義務應該優先於其他考慮因素。在基於道義論的倫理學中，個人的權利是最重要的，所以對個人最好的東西不能

被對更大利益最好的東西排除。道義學家認為，為了更多人的可能更好的處境而侵犯個人權利是錯誤的。當想到個人權利時，可能會想到宗教、言論和安全等術語。在道義論中，認為一個人比其他人更值得擁有某物是錯誤和不道德的，其與結果方法和功利主義方法不同，更大的利益沒有被考慮，因為它削弱了人們的權利。

義務論個案

在 A 的假想國家中，出現了一大波新型 B 型流感病毒。儘管 A 的醫療專業人員已盡一切努力治療受影響的人。所謂的雷霆流感已經造成 400 人死亡，另有 2,400 人被感染，情況危急。該地區主要醫院對患者進行隔離並沒有起到任何作用，因此政府官員聚集在一起，聽取醫學界的建議，決定採取什麼措施。如果 A 不及時移動或治癒患者，整個人口可能會被摧毀。

伯納德海岸外是寶瓶島，它也是該國的一部分。島上沒有電力或現代通訊等現代便利設施並為蛇所侵擾且森林茂密。在大多數伯納德官員的堅持下，決定必須將所有感染雷霆流感的人疏散到寶瓶島。這些人將沒有電，也沒有通訊且不允許與島外的任何人聯繫且不會派出醫生，只會分發有限的食物、水和基本用品，預計人終將滅亡。此時命令立即執行，受感染的患者被流放到寶瓶島，儘管患者本人和該國其他人提出抗議。這可能看起來是一個極端的例子，但它清楚地說明了感染雷霆流感的人被剝奪了所有權利並任其死亡的事實。而值得吾人探討的是，根據道義論，不將患者轉移到寶瓶島的理由是什麼（Stanford & Connor, 2014）。

（三）德行論

　　德行倫理學則認爲，最重要的問題並非我應該做什麼，而是我應該要成爲什麼樣的人，進而培養相對應的氣質（林火旺，2004）。德行論爲發揮人性「善」的地方，並追求人生的美好與卓越。德行論係個人德行的選擇，Stanford 與 Connor（2014）認爲德行論是以美德爲本的倫理學，關注鼓勵個人品格中最令人欽佩的美德的決策。每天實踐這些美德將幫助他們成爲習慣，這種策略源於西方文明，源於柏拉圖的教導，他認爲四個主要品德尤爲重要，包含智慧、勇氣、節制和正義。

三、非規範倫理學

　　非規範倫理學（nonnormaitve ethics）係相較規範倫理學（normative ethics）而言，主要區分描述性倫理學（descriptive ethics）與後設倫理學（metaethics ethics）。

（一）描述性倫理學

　　描述性倫理學是對道德行爲和信仰的事實調查（Beauchamp & Childress, 2001）。其運用科學技術來研究人們如何推理和行動，例如人類學家、社會學家、心理學家及歷史學家決定在專業實務、專業行爲準則、規範及公共政策等當中何種道德規範與態度被呈現。此外，相關研究議題包含代理人的決策、臨終治療以及患者知情同意等議題。林火旺（2004）認爲描述性倫理學不屬於哲學研究的層次。而該倫理學處理的問題主要是某一個社會或文化實際上在實行何種道德規範或具有何種道德實踐，此類的探討傾向於對道

德實踐的事實描述，因此並不認爲是倫理學所要討論的問題，只是研究成果涉及到對人性論的探討，此部分對於道德問題的釐清有所助益，因此也是與倫理學有部分相關。

（二）後設倫理學

Stanford 與 Connor（2014）認爲對於後設倫理學（metaethics）之認識，在於需了解倫理的本質及其來源，其可謂是倫理的倫理之探究（the ethics of ethics）。而 Meta 一詞則源自希臘，其意涵爲超越（beyond）或是之後（after），因此對於後設倫理學，可定義爲對倫理提出更深入的檢視或探究，亦即思考倫理學本身爲題材的學說。在該領域中，吾人不必決定對錯之分，而是去探討對與錯的眞正意義爲何。也就是說，不必在倫理的困境之中決定（ethical dilemma），而是對以下的事項更爲深入的探討，諸如眞正構成好或壞的因素爲何、道德對每一個人都是一樣的標準或是取決於個案的不同性、道德從何而來、對任何的倫理困境是否只有一個答案等。

四、倫理決策模式

人們一天中都會做出很多次決定，對於醫療行業和提供的服務都是基於決策（Stanford & Connor, 2014），例如他的病人有什麼症狀，最好的治療方法是什麼，是否給予藥物，如果有，是否有可能對患者有害的副作用。住院或家庭保健服務哪個更合適，應該在手臂還是臀部注射等等。這就是爲什麼完美的醫療保健專業人員應該具備任何疾病的最新知識和技能，以便爲患者提供最好的護

理。知識與技能相結合，加上關懷的態度，使個人能夠獲得維持專業的護理。此外，做出決定對患者來說很重要，因爲這可能是健康或是生死攸關的問題。決策者在做出道德決策時必須始終保持客觀，盡可能收集較多的資訊或數據來檢查所有事實以便能做出正確的判斷。對於解決倫理議題或困境，有幾種模式可以參考。

（一）三步驟倫理模式

對於驗光人員言，於工作中常需要面對對於倫理困境的思考與判斷，困境是指一種危機或情況，在這種情況下需要做出決定才能發生變化或改進。三步驟倫理模式（Three–step ethical decision-making model），係由 Balnchard 與 Peale（2011）於倫理管理力量一書所提出。其三步驟爲 (1) 事件合法性；(2) 事件平衡性；(3) 事件感受性。事件合法性係第一步驟的原因，係法律爲建立在人們認爲公平公正的基礎之上，法律是成爲守法公民必須遵守的指南。在做出任何決定時，可以假定如果某事不合法，那麼它就是不道德的。因此，如果問自己，這是合法的，答案是否定的，就沒有必要在繼續往下走得更遠。

事件平衡性爲第二步驟，蘇格拉底相信平衡對於全面發展的個人來說很重要。只工作不玩耍使傑克成爲一個遲鈍的男孩仍是一個眞實的陳述。如果覺得有些事情很極端，那很可能是不平衡的。如專心於某項運動固然是值得稱讚，但以極端的方式這樣做，即爲不平衡，如一個運動員在淡季每天練習 8 小時，仍然沒有得到想要的結果，可能會求助於類固醇，這當然不僅是非法的，而且是不平衡的。

　　事件感受性為第三步驟，感受是做決定時最重要的因素，感受不應該被忽視。個人的感受很可能是對任何特定事情的意識和潛意識信念的產物。舉例而言，有沒有做過某件事然後感到內疚而差點讓你生病，這即是感受如何在精神上以及在這種情況下於身體上的反應。

（二）七步驟模式

　　此模式（Seven-step decision model）係由 Davis（1999）所提出，包含下列 7 個步驟。(1) 陳述問題。如本案的主要問題是什麼。(2) 蒐集和評估案件中的相關事實。在此步驟中，重要的是要解決案例中提出的非道德問題。例如，人們可能需要了解決策的法律約束、重要的技術方面或其他問題。由於不可能在案例研究中包含所有事實，因此需要根據現有資訊做出假設。(3) 確定利害關係人。在此步驟中，應確定決策中的所有利益相關者。與第 1 步一樣，廣泛思考並將受決策影響的所有可能的個人、團體或實體的列表。(4) 列出至少五個選項。要有想像力，儘量避免進退兩難。(5) 測試選項。使用如下測試，危害測試（這個選項的危害是否比任何替代方案都小）、宣傳測試（這個選項是否能公開發表）、防禦性測試（如是否能為選擇辯護）、可逆性測試（如果我是受它不利影響的人之一，我仍然認為選擇這個選項是好的）、美德測試（如經常選擇這個選項，會成為什麼樣的人）、專業測試（專業委員會對此選項看法）、同事測試（同事對於所提建議的看反）等。(6) 根據步驟 1 至 5 進行初步選擇。(7) 做出最終選擇。並提問如下問題，作為個人可以採取哪些預防措施、下一次你能做些什麼來獲得更多支

持、做些什麼來改變組織、能做些什麼來改變更大的社會。

(三) 臨床模式

此模式（Dr. Bernard Lo's Clinical Model）是由 Lo（1995）所提，其所提出的決策模式係確保不會忽視與患者護理相關的重要考慮因素。他認為這種方法可用於幫助解決重要的患者護理問題，例如何時進行生命維持干預。此模式還包括患者的偏好和觀點。其步驟為 (1) 蒐集資訊。包括如果患者有能力，對照護的偏好是什麼、如果患者缺乏決策能力，當事人是否提供了照護的預先安排、如果患者缺乏決策能力，誰來當代理人、醫療團隊的意見是什麼、還有哪些其他問題使案件複雜化。(2) 澄清倫理問題。包括相關的倫理問題是什麼、確定人們正在使用的道德準則、支持和反對替代照護計劃的原因是什麼。(3) 解決困境。包括與醫療團隊以及患者或代理人會面、列出照護的替代方案、協商一個雙方都能接受的決定。

此模式強調患者應在決策中發揮積極作用，應盡一切努力以易於理解的方式提供資訊，確保患者充分了解情況。該模型提醒醫療團隊尋求患者對預先指引的決定並要求整個醫療團隊包括醫學生、護士、社會工作者和所有為患者提供直接護理的人參與決策。最後，必須始終保護患者的最大利益，該模型更常用於醫院或臨床環境。

第二節　專業倫理

一、職業與專業

　　依中華民國職業標準分類認定職業之定義是指個人所擔任之工作或職務種類，而其分類標準中第二大類專業人員涵蓋了相關的醫事人員。此外，過去已有多位學者對於職業與專業部分有所論述，Greenwood（1957）認為五種區別「職業」與「專業」的特點，如系統性理論、專業權威、社群認可、倫理守則及專業文化等。Boehm（1959）則認為「職業」與「專業」的區別可包括 (1) 專業應呼應公共利益，並透過服務的提供以增進社會福祉。(2) 專業應有完整的系統性知識，並使人員透過理論提供服務。(3) 專業人員遵循共同的價值、信念及態度，以為同僚、案主及社群的指引。(4) 專業人員擁有源自於知識與態度的技術。(5) 專業人員係有組織的，並共享知識等，以增進專業發展。

　　Abbott（1988）認為專業是指特定的職業團體，其執業時必須應用教育訓練而來的抽象的知識，應用在客戶上以解決個案問題。Cruess 等（2004）亦認為專業係一種職業，其核心概念是基於對複雜知識和技術的掌握而工作。在此職業中，某些科學或學習領域的知識或以它為基礎的實務用於為他人服務。此外，該職業成員受倫理規範的治理，並要求對職能、正直和道德、利他主義以及在其領域內促進公共利益的承諾。這些承諾形成了專業與社會之間的社會契約基礎，並藉此主導了該職業的知識基礎以及在實踐中享有相當大的自主權和自我規範的優勢。更重要的是該專業及其成員對服務對象和社會具有擔責。

二、專業倫理規範

　　Callahan 與 Jennings（2002）認爲專業倫理的研究傾向於尋找特定職業的從業人員所發展起來的價值觀和標準，並確定那些在職業本身中似乎最突出和最固有的價值觀。這種觀點需要確定該行業的核心使命並建立一套道德原則和標準，以保護該行業應有的信任和合法性。朱建民（1996）認爲「專業倫理」係指某一行業之從業人員必須共同遵守的規範，且擴及專業的社會責任。專業倫理規範是針對專業人員所建立之倫理規範，該規範常由專業組織如公會等制訂，其發展過程有助於建立專業價值及倫理規範之共識。專業倫理規範的訂定係專業發展歷程的最後一個階段（Wilensky, 1964）。

　　依據學者 Wilensky（1964）的研究顯示，一項專業發展的過程，包括「全職工作」、「專業訓練學校」、「專業結社」、「法律支持」及「專業倫理守則」等。倫理規範的引導與規範有助於專業人員自我成長的動機與規範（周宇翔、李淑貞，2017）。爲確保專業人員之自主與能力，專業人員執行專業時須遵守倫理規範，以免專業知識濫用而致社會大眾福祉之影響。是以，各專業通常透過倫理議題的探討及應用，制定倫理規範（廖麗君等，2008）。

　　Greenwood（1957）認爲專業倫理守則應具有明確性、系統性及約束性三種性質。這些原則有助於對專業倫理守則的規範，確保專業行爲的中立與正確性。專業倫理規範了包括其所服務的當事人、其與其他社會大眾之間的關係以及專業人員與其他專業人員互動等。Greenwood（1957）認爲，「案主 - 專業」及「同僚間關係」是兩個主要的核心內涵。Peterson 與 Murray（2006）提出四個階層架構探討輔具人員提供服務時之專業倫理守則，其包括第一層「輔

具評估人員與案主」、第二層「各輔具評估人員」，第三階「服務提供單位」、第四階層「社會環境」。周宇翔與李淑貞（2017）探討輔具評估人員專業倫理守則之建構時，以「案主」、「同僚」、「專業」及「社會大眾」等四大面向，擬定「輔具評估人員倫理守則」。廖麗君等（2008）於物理治療專業倫理準則之分析與評論時提及醫病關係、同業或跨專業之合作、財務和商業相關議題，倫理兩難議題等面向分析。

　　Frankel（1989）認爲專業倫理規範的類型可分爲三類，包括鼓勵性倫理規範，主要爲樹立崇高的理想標準，鼓勵專業人員主動遵循。其次爲教育性倫理規範，其主要強調在專業情境下個人之道德心，此部分源於其對倫理道德的標準採最基本的認知。最後爲管制性倫理規範，其主要強調對應遵守的倫理規範有明確之強制性要求，違反者將受到一定的懲處。前述第一、二類的倫理規範較不具實質約束力，強調「自律」的精神，第三類倫理規範則有涉及裁決的相關問題。以現行專業組織訂定之相關規範大部分都兼具其中數項，如醫師倫理規範、醫事檢驗師自律公約等除強調「自律」的精神，惟亦同時訂有其會員違反各該規範時之議處方式，故其兼具鼓勵性與管制性倫理規範。

　　此外，朱家榮（2010）認爲在制定專業倫理規範時，也須注意法令規範。而 Freeman（1984）提出利害關係人理論，認爲影響組織達成目標或被組織目標所影響的個人與群體，皆可謂利害關係人。其可分爲主要利害關係人，如股東、顧客、員工、供應商等；次要利害關係人，如社區等（Clarkson, 1995）。蕭宏恩（2004）強調專業倫理學是專業倫理的理論基礎，其具有以下意涵。專業倫理學係對專業內之倫理規範與具體倫理事件解析與判斷，以及對專

業之社會責任的探討；專業倫理學旨在引導制定專業倫理規範，使能有效的制約專業行爲；專業倫理學旨在探討具體專業工作及其服務特性；專業倫理學旨在詮釋專業倫理規範的應用是否得體，以導引專業的發展。

三、生物醫學倫理

Beauchamp 與 Childress（1979）提出生命倫理四原則方法（The four principles approach to bioethics），其後經廣泛推廣運用，成爲許多臨床專科醫學會之醫學倫理指引（codes for proessional ethics），之後作者修改其著作爲生物醫學倫理的原則（The principles of biomedical ethics），而使此四原則更具有系統性的道德。

作者審視義務論及結果論的優缺點後，採用「道德共有地（moral common ground）」的概念提出此四原則，其認爲「共有道德（common morality）」係指經社會認可的人類行爲基準及存在於社會制度、習俗中可學習到的道德規範。其並不僅是一系統化的常識判斷，也不相等於習俗。該共有道德的原則應是放諸四海皆準的，而該四原則的摘要茲分述如下（蔡甫昌，2006）。

1. 其方法係建立在共有道德上。
2. 其採用「原則（principle）」爲其學說之結構。道德原則雖被認定具有「初確約束力（prima facie biding）」，然可被修正。而「初確原則（prima facie principle」係指一種規範性的指引，說明在此原則範圍內行爲的可容許性、義務性、正確與錯誤等，且由於該原則性並非絕對性，因此當原則發生衝突時，可有折衝的

空間。

3. 其在邏輯上採用「連貫法論證」，而非演繹法或歸納法。其運用「反思平衡法」以達到思考的連貫一致。亦即以判斷、準則或直覺建構理論或原則，進而檢視行為指引，是否有不連貫之情況並進行修正。如此一來，理論用以發展解釋經驗，並決定何者是應作的行為，且經驗亦被予以檢驗，以強化或修正理論。

4. 其使用「特定化（specification）」以減少原則的抽象性及不確定性，使其概念及規範可發展塑型，而使原則成為具體的行為指引，指導實際的道德判斷以解決實務上所發生的問題。原則的特定化有助於判斷個案是否是為該原則的適用範圍，解決兩個道德原則衝突或難題。

5. 其採用「平衡及凌駕（balance and overriding）」的觀念來解決原則衝突的問題。相較於特定化係屬於對抽象道德原則在意義上及應用範圍上的實質闡述，平衡法則是對道德原則相對重要性的審議及批判。其運用洛斯（W. D. Ross）的理論，將初確義務（prima facie obligation）從實際義務（actual obligations）中區隔出來，認為初確義務是一種具有約束力、必須被履行的道德義務。當有二個或以上初確義務相互衝突時，必須考慮其相對分量，採用平衡及凌駕法找出最佳平衡（the greatest balance），並決定該個案何為當事人的實際義務。因此，平衡法特別有助於案例分析，而特定化則有利於政策的發展。

　　Beauchamp 與 Childress（2001）所提之四原則，包含尊重自主原則（The principle of respect for autonomy）、不傷害原則（The principle of nonmaleficence）、行善原則（The principle of beneficence）、正義原則（The principle of justice）。茲分述如下

（一）尊重自主原則

自主一詞源自於希臘語 autos（自我）與 nomos（規則、自理或法律），最初指的是自治或是城邦的自我治理。之後，該詞被衍伸擴展到多種的意涵，如自由權利、隱私、個人選擇、意志自由等。而自由（不受控制的獨立性）與意志（有意行動的能力）被認為是與自主理論有關的重要概念。尊重自主至少是承認人有權持有自我觀點、做出選擇並根據個人價值觀和信念採取行動。這種尊重包括尊重的行為，而不僅僅是態度上的尊重，且其所要求的不僅僅是不干涉他人的個人事務，而是至少在某些情況下，包括建立或維持他人自主選擇能力的義務，同時幫助消除恐懼和其他破壞其自主行為的條件。因此，尊重涉及承認決策權並使人能夠自主行動，而不尊重自主則涉及忽視、侮辱或貶低他人自主權的態度和行為。

這項原則既可以說是消極義務，也可以說是積極義務。就消極義務言，自主行為不應該受到他人的控制約束。該原則提出了一項廣泛、抽象的義務，沒有例外條款，例如我們必須尊重個人的觀點和權利，只要他們的思想和行為不會嚴重傷害他人。這一尊重自主權的原則需要在特定情況下進行規範，以成為行為的實務指南，而適當的規範將在適當的時候納入有效的例外情況。這一規範過程的部分出現在自由、隱私、保密、真實和知情同意的權利和義務中。

就積極義務言，這一原則要求在揭露資訊和促進自主決策方面給予尊重。在某些情況下，我們有義務增加人們可用的選項。如果沒有其他人的物質合作使選擇成為可能，許多自主行動就不可能發生。尊重自主權要求從事涉及人類受試者的醫療保健和研究的專業人員公開資訊，探索並確保理解和自願，並促進充分的決策

制定。這種尊重自主權的積極義務部分源於醫療專業人員對患者和研究人員對受試者的特殊信託義務。因此，說出實情、尊重他人隱私、保護機密資訊、獲得對患者進行干預的同意、當被問到時協助他人做出重要決定都是重要的事項。

（二）不傷害原則

不傷害原則主要的意義在於其涉及到在倫理與法律上的責任去避免傷害其他人。其概念如同在醫學倫理當中所提的格言有相當緊密的關聯，primum non nocere（拉丁語，英譯為 above all, do no harm），意思是不論任何情況，醫生的首要考慮是切勿傷害到病人。此外，在新醫生執業前保證遵守醫德守則的誓言，希波克拉提斯誓詞（The Hippocratic Oath）當中，針對不傷害與行善原則也有清楚的描述，「我會根據我的能力和判斷，用治療來幫助病人，但我絕不會用它來傷害或冤枉他們」。

在倫理的理論當中，不論是效益論或是非效益論者，皆有將不傷害原則納入。有些學者如 Frankena（1973），將行善原則區分為四種一般義務，分別為人不應該造成罪惡或傷害、人應該防止罪惡或傷害、人應該去除罪惡與傷害、人應該行善等。而 Beauchamp 與 Childress（2001）則將第一項歸類為不傷害原則，其他則歸類為行善原則。此外，對於傷害的概念而言，其包含規範性與非規範性的用法，當某甲傷害某乙，有時表示甲冤枉乙或不公正地對待乙，但有時僅表示甲對乙的利益造成不利影響。儘管傷害是一個有爭議的概念，但每個人都同意，重大身體傷害和重大利益的其他挫折是傷害的典型例子。因此，不傷害原則支持了許多倫理

的規範，包括不殺害、不引起疼痛或痛苦、不使喪失能力、不冒犯、不剝奪他人生活的財富等例子，當然這些規範都屬於初確概念（prima facie），非屬於絕對性。

再者，作者於不傷害原則當中，專注於意圖、導致和允許死亡或死亡風險相關的議題並提出批判，其包含：

1. 不給予與撤除維生醫療（withholding and withdrawing life-sustaining treatments）

例如，停止呼吸器似乎會導致一個人死亡，而不啟動呼吸器似乎沒有這種直接因果關係。並認為對於區隔不給予與撤除之間在道德上是較沒有立場且也可能造成道德上的危險。

2. 特別的與普通的治療（extraordinary and ordinary treatments）

傳統規則是特殊待遇可以合法放棄，而普通待遇不能合法放棄。普通手段是指所有藥物、治療和手術，它們提供了合理的獲益希望，並且可以在沒有過多費用、痛苦或其他不便的情況下獲得和使用。非常手段是所有藥物、治療和手術，如果沒有過度的花費、痛苦或其他不便，就無法獲得或使用，或者如果使用，不會提供合理的受益希望。其結論是，普通治療和特殊治療之間的區別是無關緊要的，應該由可選治療和強制性治療之間的區別所取代，這取決於患者的利益和負擔的平衡。

3. 包括殺人與任其死亡（killing and letting die）。

此部分關注的議題包含：一個概念性問題：殺死和任其死亡在概念上有什麼區別；一個道德問題：殺人本身是錯誤的，而允許死

亡本身在道德上不是錯誤的嗎；一個概念性的、結果的問題：放棄維持生命的治療有時是一種殺人，如果是，有時是自殺，有時是他殺。

我們將殺死和讓死亡這兩個詞限制在一個人故意導致一個人死亡的情況下。殺戮和放任自生自滅不是意外、巧合、不幸等。謀殺與任其死亡往是相互排斥的概念。一個人可以通過故意殺死另一個人，讓另一個人死去，這樣殺戮既可以透過不作爲也可以透過作爲來實現。然而，這種用法並沒有改變殺戮和讓死的含義模糊且本質上存在爭議的事實。

在以下兩個正當條件之一之下，讓死在醫學上是可以接受的，一爲醫療技術無用（medically futile）或病人有效地拒絕了醫療技術。相比之下，殺戮在醫學上在概念上和道德上都與不可接受的行爲聯繫在一起。因此，結論是殺戮和任其死亡之間的區別存在模糊性和道德混亂。殺戮的語言在因果上、法律上和道德上是相當的混亂，以至於它在討論幫助死亡時幾乎沒有任何幫助。

4. 意圖與預見有害的結果（intending and foreseeing harmful outcome）

此部分亦可稱爲雙重效果原則或學說（RDE, the rule of double effect）。該規則包含了預期效果和僅可預見效果之間的關鍵區別。RDE 的傳統表述確定了具有雙重效果的行爲必須滿足的四個條件或要素才能被證明是正當的，每個都是必要條件，它們共同構成了道德上允許行爲的充分條件。其四個條件主要爲行爲的本質本身是好的或至少是中立的；其目的是好的效果，而不是壞的效果；好的效果不是由壞的效果產生的；允許這種不良影響是有相當重要的原因。

（三）行善原則

在英語中 Beneficence 一詞表示慈悲、仁慈和慈善。行善（Beneficence）是指爲利益他人所作的行爲；仁（benevolence）是指傾向於爲他人利益而行動的性格特徵或美德；善行原則是指爲他人的利益而行動的道德義務。許多慈善行爲不是強制性的，但在用法中，慈善原則確立了幫助他人促進其重要和合法利益的義務。行善原則可分爲積極的善行（positive beneficence）及效用（utility），積極的善行需要代理人提供利益。效用要求代理人平衡利弊以產生最佳的整體結果。

對於倫理理論言，幫助他人是人性，其鼓勵我們多做對於他人有益的事，而這些理論對於道德本身的目標是一致的。我們認爲，賦予利益、預防和消除傷害以及權衡和平衡行動的可能好處與其成本和可能傷害的義務是生物醫學倫理學的核心。對於積極行善概念在許多地方仍有不足，因此，效用原則可以擴大其概念，這種擴展是必要的，因爲道德生活通常不會提供在不產生風險或招致成本的情況下產生利益或消除傷害的機會。適當地行善通常需要一個人確定哪些行動產生的利益足以支付其成本。此外，效用原則僅是眾多初確原則之一，該原則也僅限於平衡行動的可能結果，收益、危害和成本，以實現最高的淨收益。它不決定義務的總體平衡。批評者認爲，效用理論讓社會利益超越了個人的利益與權利。

不傷害原則與行善原則之區分，不傷害原則：(1) 是消極的行動禁令；(2) 必須公正地遵守；(3) 爲法律禁止某些行爲形式提供道德理由。相比之下，行善原則：(1) 提出積極的行動要求；(2) 不需要總是公正地遵守；(3) 當代理人不遵守規則時，很少提供法律懲

罰的理由。

　　此外，對於行善是否爲義務，亦有不同的看法，有些學者如 Ross（2002）認爲行善即是積極的義務，但也有人不認同。他們認爲行善僅爲一種德行，或者是一種慷慨的行動，因此如果人們沒有行善並不代表有道德上的不足。一般行善的原則包含如保護和捍衛他人的權利、防止對他人造成傷害、消除對他人造成傷害的條件、拯救遇險之人等。此外，對於一般行善（general beneficence）與特定行善（specific beneficence）的區隔，則在於前者是指超越對特定對象而言，即對所有人。後者是針對特定對象，如孩童、朋友、父母等。

（四）公平正義原則

　　公平（fairness）、應得（deserve）和權利等術語已被各種哲學家用來解釋正義。這些論述將正義解釋爲根據對人應得或應得的公平、公正和適當的待遇。分配正義（distributive justice）是指公平、公正和適當的分配，由構成社會合作條款的正當規範所決定。其範圍包括分配各種利益和負擔的政策，例如財產、資源、稅收、特權和機會。分配正義泛指社會中所有權利和責任的分配，例如包括公民權利和政治權利。

　　它有別於其他類型的正義，包括司法正義（crimal justice），指的是公正地施加懲罰，以及矯正正義（rectificatory justice），指的是對交易問題如違約和瀆職行爲的公正賠償。對於有關正義的原則當中，又以形式正義（formal justice）與實體正義（material justice）兩者爲重。形式正義原則之所以是形式的，是因爲它沒有

確定平等應受到平等對待的特定方面，也沒有提供確定兩個或更多人實際上是否平等的標準。它只是強調，無論哪些方面是相關的，在這些方面平等的人都應該受到平等對待。規定平等待遇相關特質的原則被稱爲實體原則，因爲它們確定了分配的實質性屬性。分配正義的有效實體原則，包含人人平分、依據個人需求、依據個人努力、依據個人對社會之貢獻、依據個人功績及依據自由市場交換機制。

分配正義理論試圖將人的特質與道德上合理的利益和負擔連結起來。哲學家對於如何分配也提出不同的理論。包含效用理論（Utilitarian theories），強調以公共效用最大化爲目的的混合標準。認爲正義的標準取決於效用原則，正義只是效用原則所創設的最重要和最嚴格的義務形式的名稱。通常，效用主義的正義義務爲個人確立了相關權利，在該理論中，如果必要，這些權利應由法律強制執行。

自由理論（Libertarian theories），強調社會和經濟自由權援引公平程序而不是實質性結果）。自由主義者並不反對參與者自由選擇的功利主義或平等主義分配模式。如果相關群體中的個人自由選擇，任何商品分配，包括醫療保健的分配，都是公正和合理的。因此，自由意志論者普遍支持醫療保健制度，其中醫療保健保險是私人和自願購買的。在這個系統中，國家不會強制性地拿走任何人的個人財產來造福另一個人。

社群主義理論（Communitarian theories），強調透過社區的傳統和實踐演變而來的正義原則和實踐。社群主義者對以權利和契約爲基礎的人際關係以及試圖構建單一的正義理論來判斷每個社會的社會模式反應消極。社群主義者認爲正義原則是多元的，源自與不

同道德社群一樣多的不同德行觀點。社區主義者強調社區對個人的責任及個人對社區的責任。

平等理論（Egalitarian theories），平等獲得生活中每個理性人所重視的物品（通常援引需要和平等的物質標準）。正義的均等主義理論認為，人們應該平等地分配某些物品，例如醫療保健，但沒有一個著名的平等主義理論要求平等分享所有可能的社會利益。合格的平等主義只要求個人之間存在一些基本的平等，並允許不平等現象加劇，從而有利於最弱勢群體的利益。

四、企業倫理

由於驗光人員的職場領域亦與企業有關，因此本書亦敘明相關企業倫理（business ethics）概念。多數對於企業倫理的定義不外乎與規範、標準、道德的原則有關，並以此作為判定特定情境中的對與錯。而 Ferrell 與 Fraedrich（2021）認為企業倫理為指導世界商業行為的原則和標準。對於特定要求的行為是對還是錯，道德還是不道德，往往由投資者、客戶、利益集團、員工、法律體系和社區等利害相關人決定。儘管這些群體不一定是正確的，但他們的判斷會影響社會對企業及其活動的接受或拒絕。此外，多數探討企業倫理的概念時，常與企業社會責任交錯使用，即便兩者的定義所有區隔。社會責任指的是企業對社會承擔的義務。評估企業社會責任評價的高低主要在於對社會福祉之關注。Carroll（1991）將社會責任可區分不同層級，依序為經濟責任、法律責任、道德責任及慈善責任。

經濟責任是公司支持其所有財務決策以承諾在上述領域做好事

的做法。最終目標不是簡單地實現利潤最大化，而是確保業務運營對環境、人類和社會產生積極影響。法律責任係企業有責任確保他們遵守國家和／或他們居住和開展業務所在地的法律和法規。遵循管理機構爲確保公平和道德的業務而制定的法規，使組織能夠繼續朝著全面的企業責任邁進。道德責任與確保組織以公平和道德的方式運作有關。承擔道德責任的組織旨在通過公平對待所有利益相關者（包括領導層、投資者、員工、供應商和客戶）來實踐道德行爲。公司可以通過不同的方式承擔道德責任。如企業可能要求根據自由貿易標準採購產品、配料、材料或組件，許多公司都有流程來確保他們不購買來自童工的產品。

慈善責任是指企業積極讓世界和社會變得更美好的目標。除了盡可能符合道德和環境友好之外，受慈善責任驅動的組織通常會捐出一部分收入。雖然許多公司向符合其指導使命的慈善機構和非營利組織捐款，但其他公司則向與他們的業務沒有直接關係的有價值的事業捐款。其他人甚至創建自己的慈善信託或組織來回饋社會並對社會產生積極影響。

此外，有學者對於環境與企業社會責任的關聯亦有注意，Shrivastava（1995）發現了企業的轉變到以生態爲中心的管理，強調生態可持續組織與環境關係的增加。在以生態爲中心的模式下運作的組織在他們之間建立和諧的關係。就自然和社會環境而言，尋求系統地更新自然資源並儘量減少浪費和汙染。許多項目已被用於識別和評估環境責任，包括汙染減排計畫的存在、組織保護環境的程度自然資源、參與自願環境恢復、生態設計實踐或系統的減少運營中的廢物和排放（Montiel, 2008）。

而環境責任是指相信組織應該盡可能以環保的方式行事。這是

最常見的企業社會責任形式之一，有些公司使用環境管理一詞來替代此類措施。尋求承擔環境責任的公司可以通過幾種方式做到減少有害做法，如減少汙染、溫室氣體排放、使用一次性塑料、水消耗和一般廢物通過增加對可再生能源、可持續資源以及回收或部分回收材料的依賴來調節能源消耗抵消負面環境影響，如通過植樹、資助研究和爲相關事業捐款等。

第三節　國外驗光人員專業倫理規範

各國發展驗光人員專業倫理的歷程不一，以美國爲例，Bailey（2016）指出，美國於 1898 年即已成立配鏡師協會，於 1908 通過第一部倫理規範，而隨著時間的演變而有不同階段的發展，如表 2.2。

表 2.2　美國驗光人員倫理規範發展歷程

1898 年	美國配鏡師協會（The American Association of Opticians）成立。
1901 年	明尼蘇達州頒布了第一部定義驗光實務的州法律。
1904 年	協會批准使用「驗光師」一詞指稱進行驗光的配鏡師及相關服務的人員。國家協會鼓勵州協會的組織運作通過驗光立法。
1908 年	美國配鏡師協會通過了第一部倫理規範。十三州已通過驗光法，全國性的協會已發展到 42 個州。
1910 年	協會組織更名爲美國光學協會（The American Optical Association）。
1919 年	協會組織更名爲美國驗光協會（The American Optometric Association）（AOA）。
1923 年	考慮對倫理規範進行重大修訂，但未通過。

1935 年　AOA 採用新的倫理規範。
1937 年　讀者文摘文章、驗光試驗和 AOA 響應。
1942 年　倫理與經濟公室啟動專業精進計畫。
1944 年　採用了新版倫理規範。
1946 年　通過了倫理規範的補充事項。
1950 年　實務準則被採用。
1968 年　修訂了的補充事項。
1970 年　修訂了倫理規範補充事項。
1976 年　行為準則取代了倫理規範和實務準則。
1986 年　通過驗光人員誓言。
1994 年　AOA 慶祝 1944 年倫理規範通過 50 週年。
1994 年　美國驗光人員倫理 1898-1994 發表於 AOA 雜誌 6 月號。
1996 年　發布驗光專業和倫理教學的推薦課程。
1999 年　修改行為準則。
2000 年　AOA 出版驗光人員臨床倫理指南。
2002 年　1999 年行為準則轉為歷史檔案。
2005 年　進行 1944 年的道德準則最小限度的修改。
2007 年　AOA 採用了新的倫理規範。
2008 年　隱形眼鏡實務中的倫理議題線上課程於 AOA 網站建置。
2011 年　AOA 採納專業行為準則。
2014 年　2015 線上倫理論壇建置在 AOA 網站上。

　　而對於不同國家或協會對於驗光人員倫理規範的內容亦不盡相同，陳惠伶等（2018）彙整國外相關驗光人員倫理規範，認為世界驗光協會所規範的內容包含，病人眼與視力健康照護、病人權利、專業知識與技能、促進會員關係、人類眼視力照護等項。美國驗光協會所規範的內容包含病人眼與視力健康照護、病人權利、增進專業知識等項。澳洲驗光人員倫理規範則包含病人視力健康照護、知識與技能的增進、同儕合作等。本文進一步將其內容整理如表 2.3。

表 2.3　部分國外驗光人員倫理規範

類別	內容
世界驗光協會 World Council of Optometry Optometrist Code of Conduct	1. 將患者的眼睛、視力和整體健康放在首位。 2. 尊重患者在醫療保健決定方面的權利和尊嚴。 3. 建議患者在適當的時候諮詢或轉介給另一位驗光師或其他醫療保健專業人員。 4. 確保患者健康和其他個人資訊的機密性和隱私。 5. 努力確保所有人都能獲得眼睛和視力保健。 6. 提升專業知識和技能。 7. 根據專業醫療保健標準維持實踐。 8. 促進與醫療保健社區所有成員的道德和友好關係。 9. 維護驗光師的尊嚴、榮譽和誠信。
美國驗光協會 Code of Ethics	1. 始終將患者的眼睛、視力和整體健康放在首位。 2. 尊重患者在醫療保健決定方面的權利和尊嚴。 3. 在適當的時候諮詢或轉介給另一位驗光師或其他健康專業人士，為他們的患者提供建議。 4. 確保患者受保護的健康和其他個人資訊的機密性和隱私。 5. 努力確保所有人都能獲得眼睛、視力和一般醫療保健。 6. 提高他們的專業知識和熟練程度，以保持和擴展能力，使患者受益。 7. 根據專業醫療保健標準維持他們的做法。 8. 促進與醫療保健社區所有成員的道德和友好關係。 9. 承認他們有義務保護社會的健康和福利。 10. 以誠實、正直、公平、善良和同情心作為模範公民和專業人士行事。
澳洲 Code of Conduct for optometrists	1. 提供良好的照顧（包括細心照顧、共同決策、運用照護的決定、緊急處理）。 2. 與患者合作（包括夥伴、有效溝通、保密和隱私、知情同意、知情的財務同意、孩童與年輕人、文化安全和敏感措施、特殊需求、親屬、照顧者和夥伴、不良事件、通知事項、結束專業關係、人際關係、關閉或重新開啟、病患多元化）。 3. 與其他醫療從業者合作（包括尊重同僚和其他從業者、委託、轉介和移交、團隊合作、與其他從業者協同照護）。

類別	內容
	4. 在醫療保健系統內工作（包括善用醫療資源、公共衛生）。 5. 最小化風險（包括風險管理、專業表現）。 6. 保持專業表現（包括持續專業發展）。 7. 專業行為和道德操守（包括專業疆域、報告義務、健康紀錄、保險、廣告、法律、保險和其他評估、報告、證書和提供證據、個人簡歷、調查、利益衝突、金融和商業交易）。 8. 確保從業者的健康（包括個人健康、同僚健康）。 9. 教學、監督和評估（包括教學與督導、同儕評估、學生指導）。 10.從事研究（包括研究倫理、其他參與者）。

第四節　國內驗光人員專業倫理規範

由於驗光人員法通過後，是類人員正式納入醫事人員，惟目前尚未有相關專業倫理規範建構。是以，將參考其他醫事人員之倫理規範及相關學者之研究敘明。

一、國內其他醫事人員專業倫理規範

國內醫事人員如醫師、營養師、醫檢師、護理師、藥師等，已建構相關之專業倫理規範可提供吾人建構驗光人員專業倫理規範相之參考，其內容如如表 2.4。

表 2.4　其他醫事人員倫理規範

類別	內容
醫師倫理規範	第一章總則；第二章醫師與病人；第三章醫師與醫療機構及醫事人員間；第四章醫師相互間；第五章紀律；第六章附則
營養師倫理規範	一、總則；二、營養師與服務對象；三、營養師與執業操守；四、營養師紀律
醫檢師自律公約	第一章總則；第二章醫事檢驗師執業倫理；第三章醫事檢驗師工作安全；第四章醫事檢驗師專業自主；第五章醫事檢驗師紀律
護理倫理規範	一、護理人員的基本責任；二、護理人員與服務對象；三、護理人員與專業服務；四、護理人員與社會互動；五、護理人員與工作團隊
藥學倫理規範	第一章總則；第二章藥師與消費者及病患；第三章藥師與藥事作業處所；第四章藥師與藥師及其他相關醫療人員之互動；第五章藥師與專業；第六章藥師與紀律

資料來源：該研究彙整

二、驗光人員專業倫理規範初稿之建構

　　2016 年 1 月 6 日公布施行驗光人員法，其於第 36 條載明各級驗光師公會之章程應載明會員應遵守之專業倫理規範與公約，2018 年中華民國驗光師公會全國聯合會章程訂定，其於第 6 條任務當中提及建立驗光師執業的倫理標準，惟迄今此倫理標準尚未律定如其他醫事人員之倫理規範（如醫師倫理規範、醫事檢驗師自律公約、醫事放射師自律公約、護理倫理規範、職能治療師自律公約、營養師倫理規範等）。

　　由於倫理規範來自的範圍包括相當廣，包含倫理概念、與服務對象之關係、同業關係、專業與社會大眾、法令規範等，因此有學

者（葉靜輝等，2023）透過探討相關文獻、專家學者訪談、修正式德菲法及層級分析法，建構驗光人員專業倫理規範。該研究提出之倫理規範包含四大構面與 20 項指標（如圖 2.1），四大構面為「驗光人員紀律」、「驗光人員與受檢者」、「驗光人員與驗光人員及其他相關人員」、「總則」等，其中「驗光人員紀律」權重值最高，在整體權重值的排序中，則以「驗光人員及其同一執業機構之人員，對於因業務而知悉或持有他人個資、病歷資料、或其他資訊，不得無故洩漏」權重值最高。以下簡述該倫理規範建構初探之過程。

（一）驗光人員專業倫理指標擬定

　　該研究將彙整後之相關文獻如國外世界驗光協會等驗光人員倫理規範及國內其他醫事人員之倫理規範，並透過 2 名專家訪談（一名為台灣眼視光學學會理事長，另一名為中華民國驗光師公會全聯會理事），擬定驗光人員專業倫理指標要素，包含一般性原則之總則部分、利害關係人部分如受檢者及同儕以及紀律等項目以設計原始問卷，如表 2.5 所示，並依此發展修正式德菲法專家問卷。

表 2.5　驗光人員專業倫理規範初稿

項目	內容	參考來源
總則	依驗光人員法第 36 條第 1 項第 8 款規定訂定驗光人員專業倫理規範（1-1）	驗光人員法
	驗光人員應遵守法令、本規範及公會章程（1-2）	驗光人員法
	驗光人員應積極協助國家推動眼視光政策以增進全民福祉（1-3）	1.2.3[a]

項目	內容	參考來源
	驗光人員應持續增進專業知識及技能，以提升服務品質（1-4）	1.2.3
	驗光人員應謹言慎行，共同維護驗光人員職業尊嚴與專業形象（1-5）	1.2.3
驗光人員與受檢者	驗光人員應確保對所有受檢者提供之服務具有一致性（2-1）	1.2.3
	驗光人員應尊重受檢者之自主性與個別性（2-2）	1.2.3
	驗光人員提供眼視光檢查服務時，應與受檢者充分溝通說明並善盡告知責任（2-3）	3
	驗光人員提供眼視光檢查服務時，應鼓勵受檢者參與視覺健康照護計畫（2-4）	3
	驗光人員應提供受檢者視覺健康照護相關業務之諮詢及資訊（2-5）	3
驗光人員與驗光人員及其他相關人員	驗光人員發現其他與眼視光業務或其他相關專業人員有不道德或不合法的行為時，應積極維護受檢者的權益並採取保護行動（3-1）	護理倫理規範
	驗光人員與工作同仁之間應彼此尊重，維持良好的互動與合作關係（3-2）	1.2.3
	驗光人員當知悉工作同仁的健康或安全面臨危險，且將影響專業水準和照護品質時，應主動關心，同時告知其他同仁或向主管報告（3-3）	藥學倫理規範
	驗光人員應以個人的專業知識及經驗，協助其他驗光人員發展其專業能力（3-4）	藥學倫理規範 醫師倫理規範
	驗光人員在適當的時候諮詢或轉介給另一位驗光人員或其他健康專業人士，為他們的受檢者提供建議（3-5）	1.2.3
驗光人員紀律	驗光人員不將證書、執業執照或標誌以任何方式提供他人使用（4-1）	醫檢師自律公約
	驗光人員執業之處所，不得容留非驗光人員從事驗光工作（4-2）	驗光人員法第7條

項目	內容	參考來源
	驗光人員不以誇大不實之廣告或不正當之方法招攬業務（4-3）	驗光人員法第23條
	驗光人員聘僱其他驗光人員，應遴選品行端正者擔任之（4-4）	營養師倫理規範
	驗光人員應負責督導所聘僱之人員不得有違法或不當之行為（4-5）	驗光人員法第23條
	驗光人員及其執業機構之人員，對於因業務而知悉或持有他人秘密，不得無故洩漏（4-6）	驗光人員法第24條

[a] 備註：1. 世界驗光協會[1]　2. 美國驗光協會[2]　3. 澳洲驗光協會[3]

（二）第一次修正式德菲法

　　第一次修正式德菲法之進行，採結構式問卷，內容包含四項構面及 21 項指標，其問卷之衡量方式使用李克特五點量表（Likert-type scale），以進行專家學者意見整合與評估。問卷調查對象主要由產業界及學術界的專家們組成，如表 2.6 所示。第一回合問卷於 2021 年 11 月發放，問卷郵件寄發後，研究人員以電話進行聯絡，問卷主要以網路郵件發送進行，並於 2021 年 11 月將專家寄回之填答問卷，進行意見彙整及統計分析，總計回收 16 份問卷，回收率 100%。

1　世界驗光協會倫理規範。取自 https://worldcouncilofoptometry.info/optometrist-code-of-conduct
2　美國驗光協會倫理規範。取自 https://www.aoa.org/about-the-aoa/ethics-and-values?sso=y
3　澳洲驗光協會倫理規範。取自 https://www.optometryboard.gov.au/Policies-Codes-Guidelines/Code-of-conduct.aspx

表 2.6　驗光人員專業倫理專家小組

編號	任職單位	職稱
1	艾萊特眼鏡光學	店長
2	明達光學有限公司	總經理
3	寶島眼鏡新竹北大路分公司	經理
4	寶島眼鏡大直北安路分公司	經理
5	小林眼鏡竹科二店	經理
6	宜安眼鏡	負責人
7	大元眼鏡／大元驗光所	負責人
8	臺灣眼視光學學會	監事
9	北台市驗光師公會	會員服務暨法規委員
10	小林眼鏡龍江分公司	主任
11	台北開開眼鏡有限公司	負責人
12	精采眼鏡有限公司／精采驗光所	負責人
13	亞東紀念醫院眼科部	主治醫師
14	新竹國泰醫院藥劑部	主任
15	國家教育研究院	研究員
16	鄭○蓉商務法律事務所	律師

　　在第一次修正式德菲法問卷中，針對四個主構面之評估，統計分析結果如表 2.7 所示，其平均數皆大於 4，標準差皆小於 1，四分位差皆小於 0.6，顯示具有高度一致性。因此，此四大構面可做為驗光人員專業倫理規範之主構面，後續針對各構面的題項進行分析。

表 2.7 驗光人員專業倫理規範主構面所得評分表

構面	平均數	標準差	眾數	四分位差
總則	4.50	0.63	5	0.50
驗光人員與受檢者	4.44	0.73	5	0.50
驗光人員與驗光人員及其他相關人員	4.56	0.63	5	0.50
驗光人員紀律	4.81	0.54	5	0.00

針對「總則」構面之評估，統計分析結果如表六所示。「總則」構面之各題項以表 2.8 之編號呈現，由表六可知各題項之平均數皆大於 4，標準差皆小於 1，四分位差皆小於 0.6，顯示具有高度一致性。

表 2.8 「總則」構面所得評分表

題項	平均數	標準差	眾數	四分位差
1-1[a]	4.38	0.62	4	0.50
1-2[a]	4.63	0.50	5	0.50
1-3[a]	4.38	0.72	5	0.50
1-4[a]	4.63	0.62	5	0.50
1-5[a]	4.75	0.45	5	0.25

[a] 備註：各題項以表 2.5 之編號呈現

針對「驗光人員與受檢者」構面之評估，統計分析結果如表 2.9 所示。由該表可知五項指標裡有兩項尚未達到一致，題項 2-1 之四分位差大於 0.6，以及題項 2-4 之平均數小於 4，並有專家建議將題項 2-4 修改為「驗光人員提供眼視光檢查服務時，應適時鼓勵受

檢者參與視覺健康照護」，並將修改後之題項待第二次修正式德菲法實行後再確認。

表 2.9　「驗光人員與受檢者」構面所得評分表

題項	平均數	標準差	眾數	四分位差
2-1[a]	4.06	0.93	4	0.75
2-2[a]	4.31	0.70	4	0.50
2-3[a]	4.94	0.25	5	0.00
2-4[a]	3.94	0.77	4	0.00
2-5[a]	4.25	0.76	4	0.50

[a] 備註：各題項以表 2.5 之編號呈現

　　針對「驗光人員與驗光人員及其他相關人員」構面之評估，統計分析結果如表 2.10 所示。由該表可知五項指標裡有一項尚未達到一致，為題項 3-4 之標準差大於 1，四分位差大於 0.6，因此，此題項待第二次修正式德菲法實行後再確認。

表 2.10　「驗光人員與驗光人員及其他相關人員」構面所得評分表

題項	平均數	標準差	眾數	四分位差
3-1[a]	4.44	0.73	5	0.50
3-2[a]	4.31	0.70	4	0.50
3-3[a]	4.38	0.72	5	0.50
3-4[a]	4.06	1.18	5	0.75
3-5[a]	4.50	0.63	5	0.50

[a] 備註：各題項以表 2.5 之編號呈現

　　針對「驗光人員紀律」構面之評估，統計分析結果如表 2.11
所示。由該表可知六個題項之平均數皆大於 4，標準差皆小於 1，
四分位差皆小於 0.6，顯示具有高度一致性。

表 2.11　「驗光人員紀律」構面所得評分表

題項	平均數	標準差	眾數	四分位差
4-1[a]	5.00	0.00	5	0.00
4-2[a]	4.69	0.79	5	0.00
4-3[a]	4.56	0.63	5	0.50
4-4[a]	4.38	0.81	4	0.50
4-5[a]	4.63	0.50	5	0.50
4-6[a]	4.88	0.34	5	0.00

[a] 備註：各題項以表 2.5 之編號呈現

（三）第二次修正式德菲法

　　該研究將第一次未達一致之題項在整合專家意見後彙整成第二
次問卷，並於 2021 年 12 月寄送，共計回收 15 份，回收率 94%，
如表 2.12、表 2.13 所示。

　　由表 2.12 可知，在「驗光人員與受檢者」構面中題項 2-1 之
四分位差為 0.75 大於 0.6，且穩定度為 67% 小於 80%，因此此題
項予以刪除。而依委員意見修改文字內容之題項 2-4 其平均數等在
第二次問卷調查結果達到標準，且穩定度為 80%，因此此題項予
以保留。

表 2.12　第二次「驗光人員與受檢者」構面評分表

題項	平均數	標準差	眾數	四分位差	穩定度
2-1[a]	4.07	0.92	4	0.75	67%
2-4[a]	4.27	0.59	4	0.50	80%

[a] 備註：各題項以表 2.5 之編號呈現

　　表 2.13 為「驗光人員與驗光人員及其他相關人員」構面中題項 3-4 進行第二次修正式德菲法之結果。由表十一可知，題項 3-4 之平均數、標準差、眾數及四分位差在第二次問卷調查結果皆達到標準，其穩定度為 73%，略低於 80%，但因大部分的專家對於該題項都給予了 4 以上的評分，綜合專家意見之考量後，將此題項予以保留。

表 2.13　第二次「驗光人員與驗光人員及其他相關人員」構面評分表

題項	平均數	標準差	眾數	四分位差	穩定度
3-4 a	4.40	0.63	4	0.50	73%

[a] 備註：各題項以表 2.5 之編號呈現

　　根據以上兩回合修正式德菲法問卷進行的結果，沒有再新增意見以及指標皆達到共識的情況下，該研究統整出驗光人員專業倫理規範，如圖 2.1。

（四）層級分析法實施

　　該研究為進一步了解倫理規範之重要性排序，利用層級分析法探討驗光人員專業倫理規範之準則權重並排序。為建立 AHP 層級架構及發放 AHP 問卷，問卷調查係由驗光人員所填寫，填寫後結

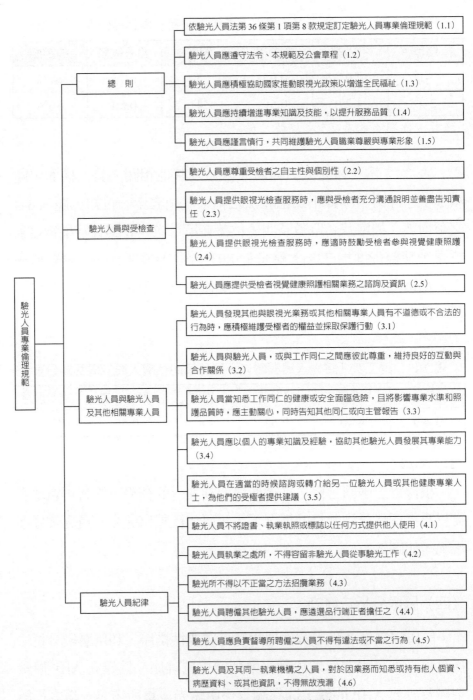

圖 2.1 驗光人員專業倫理規範

果建立 AHP 之成對比較矩陣。由於受訪者在填寫 AHP 問卷時，容易在兩兩比較的判斷下填寫後產生矛盾，因此該研究在問卷施測時，安排人員對受訪者詳細說明問卷填寫流程並從旁提醒規則，而問卷施測結果在檢核時若內容具不一致性則視為無效問卷不予採用，因此該研究共發放 28 份問卷，回收 28 份問卷，其中無效問卷共 8 份，最後採計 20 份問卷進行後續分析。20 位有效問卷之受訪者主要基本資料如表 2.14 所示。

表 2.14　AHP 法問卷屬性分析

屬性	項目	人數合計	比例（%）
性別	男	11	55
	女	9	45
師生別	驗光師	19	95
	驗光生	1	5
公司別	眼鏡店	17	85
	其他	3	15

　　驗光人員評估總則、驗光人員與受檢者、驗光人員與驗光人員及其他相關人員、驗光人員紀律四項主準則間之相對權重，分析結果如表 2.15 所示。經由分析結果得知 C.I.=0.00，意指受測者評估過程判斷達一致性；C.R.=0.00，表示矩陣的一致性程度達到滿意。

　　由表 2.15 得知四項主準則權重排序中以「驗光人員紀律」（0.41）為最重要，其原因可能為驗光人員多數為早期傳統眼鏡從業人員轉任，實務上特別重視從業人員紀律之要求，因此其權重最高。

表 2.15　主準則權重排序與一致性

主準則	權重	排名	C.I.	R.I.	C.R.
總則	0.16	4			
驗光人員與受檢者	0.22	2			
驗光人員與驗光人員及其他相關人員	0.21	3	0.00	0.90	0.00
驗光人員紀律	0.41	1			

以下為四大主準則之次準則詳述。

1.「總則」準則

　　在專業倫理規範的認知中，總則主準則下五項次準則間的相對權重，分析結果如表 2.16 所示，經由分析結果得知 C.I.=0.01，意指受訪者評估過程判斷完全具一致性；C.R.=0.00，表示矩陣的一致性程度達到非常滿意。

表 2.16　「總則」之次準則權重排序與一致性

次準則	權重	排名	C.I.	R.I.	C.R.
1-1[a]	0.15	4			
1-2[a]	0.14	5			
1-3[a]	0.17	3	0.01	1.12	0.00
1-4[a]	0.31	1			
1-5[a]	0.23	2			

[a] 備註：各題項以表二之編號呈現

　　由表 2.16 可得知，在「總則」主準則下，其次準則排序為「驗

光人員應持續增進專業知識及技能，以提升服務品質（1-4）」
（0.31）爲最高，其原因可能爲驗光人員 - 主要從事執業的行業仍
以眼鏡業爲大宗，面臨同業競爭及內部績效之要求，因此必須要求
從業人員增進專業知識提升服務品質，以確保對消費者服務滿意度
提升。

2.「驗光人員與受檢者」準則

　　受訪者認爲在驗光人員與受檢者主準則下，四項次準則間的相
對權重，分析結果如表 2.17 所示，經由分析結果得知 C.I.=0.00，
意指受訪者評估過程判斷完全具一致性；C.R.=0.00，表示矩陣的
一致性程度達到非常滿意。

　　由表 2.17 可得知，在「驗光人員與受檢者」準則下，其次準
則排序爲「驗光人員提供眼視光檢查服務時，應與受檢者充分溝通
說明並善盡告知責任（2-3）」（0.35）爲最高，其原因可能爲驗
光人員執業時多數必須面對受檢者或消費者，因此若有發生受檢者
反應或消費者抱怨，皆會影響其責任與績效，故權重較高。

表 2.17　「驗光人員與受檢者」之次準則權重排序與一致性

次準則	權重	排名	C.I.	R.I.	C.R.
2-2[a]	0.23	2			
2-3[a]	0.35	1	0.00	0.90	0.00
2-4[a]	0.20	4			
2-5[a]	0.22	3			

[a] 備註：各題項以表二之編號呈現

3.「驗光人員與驗光人員及其他相關人員」準則

　　在驗光人員與驗光人員及其他相關人員主準則下，五項次準則間的相對權重，分析結果如表 2.18 所示，經由分析結果得知 C.I.=0.01，意指受訪者評估過程判斷完全具一致性；C.R.=0.00，表示矩陣的一致性程度達到非常滿意。

　　由表 2.18 可得知，在「驗光人員與驗光人員及其他相關人員」準則下，次準則排序以「驗光人員在適當的時候諮詢或轉介給另一位驗光人員或其他健康專業人士，爲他們的受檢者提供建議（3-5）」（0.29）爲最重要，其原因可能爲驗光人員執業時之服務對象仍以受檢者或消費者爲主，因此特別重視其意見反映。

表 2.18　「驗光人員與驗光人員及其他相關人員」之次準則權重排序與一致性

次準則	權重	排名	C.I.	R.I.	C.R
3-1[a]	0.20	3			
3-2[a]	0.12	5			
3-3[a]	0.20	2	0.01	1.12	0.00
3-4[a]	0.20	4			
3-5[a]	0.29	1			

[a] 備註：各題項以表二之編號呈現

4.「驗光人員紀律」準則

　　在驗光人員紀律主準則下，六項次準則間的相對權重，分析結果如表 2.19 所示，經由分析結果得知 C.I.=0.00，意指受訪者評估過程判斷完全具一致性；C.R.=0.00，表示矩陣的一致性程度達到

非常滿意。

由表 2.19 可得知，在「驗光人員紀律」準則下，其次準則排序以「驗光人員及其同一執業機構之人員，對於因業務而知悉或持有他人個資、病歷資料、或其他資訊，不得無故洩漏（4-6）」（0.25）為最重要，其原因可能為驗光人員執業時之服務對象仍以受檢者為主，因此特別重視受檢者的意見處理。以此觀之，在本項次準則當中，若有違反個資等相關事項洩漏等事項，可能會遭受到受檢者的投訴。是以，對該項給予較高之權重。

表 2.19 「驗光人員紀律」之次準則權重排序與一致性

次準則	權重	排名	C.I.	R.I.	C.R.
4-1[a]	0.21	2			
4-2[a]	0.15	4			
4-3[a]	0.09	6	0.00	1.24	0.00
4-4[a]	0.12	5			
4-5[a]	0.18	3			
4-6[a]	0.25	1			

[a] 備註：各題項以表二之編號呈現

該研究針對全體受測者填寫的問卷之分析結果，將四大主準則下之二十項次準則經過特徵向量法之計算，求出各層級要素之權重並加以排序，結果整理如表 2.20 所示。

透過權重排序顯示，驗光人員評選專業倫理規範之重要程度。研究結果發現，在整體權重值的排序中，前三名依序為「驗光人員及其同一執業機構之人員，對於因業務而知悉或持有他人個資、病

歷資料、或其他資訊，不得無故洩漏（4-6）」（0.10）、「驗光人員不將證書、執業執照或標誌以任何方式提供他人使用（4-1）」（0.09）、「驗光人員提供眼視光檢查服務時，應與受檢者充分溝通說明並善盡告知責任（2-3）」（0.08）。綜觀上述三項，其中兩項涉及到受檢對象，另一項與驗光人員本身有關，驗光人員執業時仍以多數的眼鏡業為大宗，其服務對象仍以消費者為主，因此特別重視與消費者相關的議題。因此，不論是在個資的維護，服務的溝通上皆有較高的權重。而證照租借攸關其資格，此對驗光人員之執業影響慎重，是以權重亦相當高。

表 2.20　各準則整體權重排序表

主準則	權重值	次準則	權重值	整體權重	排序
總則	0.16	1-1[a]	0.15	0.024	19
		1-2[a]	0.14	0.022	20
		1-3[a]	0.17	0.027	17
		1-4[a]	0.31	0.050	8
		1-5[a]	0.24	0.038	15
驗光人員與受檢者	0.22	2-2[a]	0.23	0.051	7
		2-3[a]	0.35	0.077	3
		2-4[a]	0.20	0.044	11
		2-5[a]	0.22	0.048	9
驗光人員與驗光人員及其他相關人員	0.207	3-1[a]	0.20	0.041	13
		3-2[a]	0.12	0.025	18
		3-3[a]	0.20	0.041	12
		3-4[a]	0.19	0.039	14
		3-5[a]	0.29	0.060	6

主準則	權重值	次準則	權重值	整體權重	排序
驗光人員 紀律	0.412	4-1[a]	0.21	0.087	2
		4-2[a]	0.15	0.062	5
		4-3[a]	0.09	0.037	16
		4-4[a]	0.12	0.049	10
		4-5[a]	0.18	0.074	4
		4-6[a]	0.25	0.103	1

[a] 備註：各題項以表二之編號呈現

（五）結論與討論

　　制定專業倫理守則為專業發展的最後一哩（Wilensky, 1964），目前國內驗光人員發展之過程，驗光人員已有全職工作，大專院校視光科系培育人才，且公會體系完整，驗光人員法亦布實施，唯獨專業倫理守則尚未建立。該研究衡酌上述不足之處，參考國外其他國家專業倫理規範、國內法令規範等，以修正式德菲法、層級分析法等方式進行，架構出驗光人員專業倫理之規範，完成驗光人員專業過程的最後一哩路。以下針對學術貢獻、實務貢獻與研究限制等說明。

1.學術貢獻

　　該研究提出了具體的指標內容、題項及相對權重，不僅可供學術界了解驗光人員專業倫理規範，亦可對實務界、教育界及從業人員多所助益。由於過內尚未有相關研究，是以該研究提供此架構，實為最重要之貢獻。再者，該研究透過科學方法研究，首先進行二回合修正式德菲法專家問卷，其次再以 AHP 層級分析法求

取四大構面及 20 個概念之權重值；最後建構驗光人員專業倫理規範。四大構面權重排名依序爲：「驗光人員紀律」（0.41）爲最重要，其次爲「驗光人員與受檢者」（0.22），第三爲「驗光人員與驗光人員及其他相關人員」（0.21），最後爲「總則」（0.16）。此外，研究結果亦發現，在整體權重值的排序中，前三名依序爲「驗光人員及其同一執業機構之人員，對於因業務而知悉或持有他人個資、病歷資料、或其他資訊，不得無故洩漏」（0.10）、「驗光人員不將證書、執業執照或標誌以任何方式提供他人使用」（0.09）、「驗光人員提供眼視光檢查服務時，應與受檢者充分溝通說明並善盡告知責任」（0.08）。這些結果，可能與驗光人員目前主要的服務對象多數在眼鏡業有關，由於競爭激烈，受訪對象重視的項目多數與受檢者相關的議題居多，較重視與受檢者之互動，因此部分攸關績效與營收。然則，專業倫理規範仍有助於內化從業人員行爲規範，各項目雖有權重之別，然若能強化整體倫理原則並持續推動教育，對於專業人士俾能多有助益。

2. 實務貢獻

對學術界言，該研究提供了國內驗光人員專業倫理研究架構的開端，後續的研究可在此架構上展開相關的研究主題，例如實務研究的進行等。對於驗光人員全國聯合會等相關公會組織而言，可依此架構建立驗光師執業的倫理標準規範所屬公會人員。對教育界言，各專科與大專校院相關之驗光與倫理法規可納入此爲參考教材，推動專業倫理教育並考量納入繼續教育。對實務界言，有助於提升整體專業形象，塑造社會優良觀感，並可納入行爲之規範。對驗光人員言，建立服務奉獻利他的精神及職業倫理道德的規範，提

升職業尊嚴與專業水準。

3.研究限制

　　該研究的限制方面，由於專業倫理的研究方法不盡相同，該研究係以修正式德菲法與層級分析法進行，日後亦可考量其他研究方法。此外，部分專業倫理守則參考國外文獻，該研究已盡力參酌其意涵與內容，惟仍有可能有語意上之落差。在未來研究的建議部分，該研究採用修正式德菲法專家問卷調查以確認指標適切性，專家成員雖已涵蓋學術界與產業界各層面，然由於小組成員對修正式德菲法研究效能具有相當之影響，且驗光人員法亦通過實施，對於立法過程或相關推動之政府部分，在未來相關研究專家的選擇上，亦可考慮邀請此類人員，將可使指標之評估將更為周全。此外，因研究時程，經費與人力等限制，該規範建構後，並未再對實務界行實際施測動作，此部分亦建議後續研究可以此發展之規範，進行實際調查研究。再者，由於該研究採修正式德菲法問卷邀請專家評估指標適切性，然未探討各構面間之相互關係，此部分建議未來究可考量以該研究為基礎，探討各變數之間的關係。

三、我國各類專技人員倫理機制比較

　　我國專技人員倫理規範均由其公會全國聯合會制定（會員代表大會通過）。惟訂立倫理機制各有不同，依據蘇昭如等（2022）所提包含未明定程序，如醫師法；有明定程序，如心理師法等，如表2.21 所示。

表 2.21　我國各類專技人員訂立倫理規範之機制一覽表

類別	內容	人員
一、未明定程序	無明文規定倫理規範制定及備查之程序，該等法規規定各級公會章程應載明會員應遵守之公約。	醫師、藥師、護理人員
二、有明定程序	心理師法第 57 條明定各級公會章程應載明會員應遵守之專業倫理規範與公約。 會計師法第 60 條明定全國聯合會應於章程載明職業道德、紀律……等功能性之委員會組織及執行方式。 驗光人員法第 36 條明定各級驗光師公會之章程應載明專業倫理規範與公約等。 律師法第 68 條明定全國律師聯合會應訂定律師倫理規範，經會員代表大會通過後，報法務部備查。 公共衛生師法，第 18 條明定公共衛生師執行業務，應遵守公共衛生專業倫理規範，倫理規範由公共衛生師公會全國聯合會訂定，報中央主管機關備查。	心理師、會計師、律師、驗光人員、公共衛生師

　　我國專技人員倫理審議機制均由公會執行，包含全國性公會聯合會（如醫師、醫師、藥師、心理師、驗光人員、公共衛生師、會計師、社會工作師等）、地方公會（如律師等）等。而醫師法、藥師法、公共衛生師法、會計師、律師法均有違反倫理規範移付懲戒之規定（蘇昭如等，2022）。

　　以醫師為例，《醫師法》第 25 條所定移付懲戒條件，可以最高行政法院 100 年 6 月 9 日判字第 959 號判決為參考，指出懲戒機制符合專業自律原則。另參考大法官釋字第 295 號解釋（司法院，1992），醫師、藥師相當於會計師，懲戒委員會之決議為行

政處分，懲戒覆審委員會之決議則相當於訴願決定，被懲戒人不服者，得逕行提起行政訴訟。

四、驗光人員專業倫理議題分析

透過驗光人員專業倫理的個案分析，有助於專業倫理的應用，以下資料係參考劉冠杆等（2023）參加中原大學第八屆全國專業倫理競賽獲選入選獎之個案，驗光人員專業倫理——「視不視，代誌很大條」為例說明。

（一）個案來源

有關驗光人員專業倫理之議題分析部分，引用於 2021 年 4 月 14 日刊載於 yahoo 之新聞為例。以下為該新聞事件之內容：眼鏡行「非法驗光」罰 3 萬恐害視力受損（周祐萱 王興堂／2021 年 4 月 14 日）

新莊一間連鎖眼鏡行，遭檢舉非法驗光，不僅沒有依法設立驗光所，讓驗光人員被迫非法執業，甚至無證照的人也替民眾驗光，新北衛生局稽查，發現一位無證照的人員驗光，開罰 3 萬元，而業者已經在 4 月完成申請驗光所，衛生局將持續追縱。民眾眼睛靠近機器，工作人員操控替他驗光，記錄民眾的檢查結果，場景是在新莊的連鎖眼鏡行內，看似正常但其實根本沒有設立驗光所，等於是違法驗光。

新北市驗光師公會理事長黃群宸：「（遭檢舉眼鏡行）有驗光師沒辦法，依法執業登記，那裡面也有收容，不具（執照的）驗光師人員，（不正確驗光）嚴重的話，可能會衍伸相關的眼睛疾病，

因為畢竟你會長時間配戴，一個不正確的度數。」

　　新北市驗光師公會接獲檢舉，業者不僅讓驗光人員，被迫非法執業外，甚至無證照的人替民眾驗光。事實上 2016 年 1 月 6 日以前，沒有規定眼鏡行，必須申請驗光所，但新法規通過後，沒有驗光所的眼鏡行，就只能賣眼鏡，擅自替民眾驗光就是違法，可以罰 3 到 15 萬。

　　衛生局：「該吳姓人員，並沒有具備驗光人員資格，所以我們也在 3/25，依違反驗光人員法第 43 條，裁處他 3 萬元。」。業者 4 月已經完成驗光所申請，衛生局將持續追蹤，不過公會調查至少還有 20 家眼鏡行，都有類似狀況，民眾有驗光配鏡需要，可以看眼鏡行，有沒有驗光所的執照，驗光師的證照，也需要有衛福部的認證。

　　新北市驗光師公會理事長黃群宸：「6 歲以下的，原則上都必須要由眼科醫師，去做一個檢查，如果是 6 歲以上 15 歲以下，他如果不是第一次，驗光配鏡檢查的話，原則上就是驗光人員，要接受醫師指導（執行）。」至於 15 歲以上的民眾，其實配眼鏡驗光，只要眼鏡行有符合標準的驗光所，提供基本設備和人員，或是在眼科診所驗光都 OK，民眾到眼鏡行多詢問要求看證照，給自己多點保障，不要驗光檢查卻反而更傷眼。

　　對照驗光人員專業倫理規範（如圖 2.1），即有陳述「驗光人員執業之處所，不得容留非驗光人員從事驗光工作」，因此將以此分析相關之議題（劉冠杆等，2023）。Freeman（1984）認為利害關係人係指所有影響企業或受企業影響的個人或團體，其列舉了企業的五大關係人，包含供應商、顧客、員工、股東、企業所處的區域、全國，甚至國際社區等。

（二）利害關係人分析

利害關係之分析依下列步驟進行：(1) 找出誰是利害關係人，不論是有正面或負面影響的人；(2) 分析這些利害關係人所可能產生的正、負面影響；(3) 依據上述分析來發展個別策略，以爭取最大的支持並降低可能的阻礙。依據前述之分析步驟，本文所提有關眼鏡行「非法驗光」罰 3 萬恐害視力受損個案說明如下：

1. 找出誰是利害關係人，不論是有正面或負面影響的人

依據個案描述，連鎖眼鏡行非法遭檢舉非法驗光，不僅沒有依法設立驗光所，讓驗光人員被迫非法執業，甚至無證照的人也替民眾驗光，後續該案遭衛生局稽查，亦由公會理事長發表看法。因此，相關內容與利害關係人如表 2.22。

表 2.22　個案內容與利害關係人一覽表

內容描述	利害關係人
新莊一間連鎖眼鏡行，遭檢舉非法驗光，不僅沒有依法設立驗光所，讓驗光人員被迫非法執業，甚至無證照的人也替民眾驗光。	業者、員工、消費者
新北衛生局稽查，發現一位無證照的人員驗光，開罰三萬元，而業者已經在 4 月完成申請驗光所，衛生局將持續追縱。	政府機關
新北市驗光師公會理事長黃群宸：「（遭檢舉眼鏡行）有驗光師沒辦法，依法執業登記，那裡面也有收容，不具（執照的）驗光師人員，（不正確驗光）嚴重的話，可能會衍伸相關的眼睛疾病，因為畢竟你會長時間配戴，一個不正確的度數。」	公會

因此，其涉及到之利害關係人包含公司、員工、民眾、政府機關、公會、廠商等。

2. 分析這些利害關係人所可能產生的正、負面影響

有關利害關係人所可能產生的正、負面影響，說明如表 2.23。

表 2.23　個案內容利害關係人影響一覽表

利害關係人	影響
業者	因非法危害牽連，損失信譽，導致產品賣不好；可以省會費、年費以及職業執照規費開業執照規費，省下人事成本，為了快速拓展版圖，卻也影響商譽。
員工	在不合法的地方工作，不論事先是否知情，可能造成在公會中的不良紀錄。
消費者	接受的服務、檢查，不能確保其品質。
政府機關	造成稽查之行政負擔及人力負荷。
公會	造成社會大眾對驗光人員的不信任，影響專業形象。

3. 依據上述分析來發展個別策略，以爭取最大的支持並降低可能的阻礙

有關利害關係人所可能產生的正、負面影響之發展個別策略，如表 2.24。

表 2.24　個案內容利害關係人影響之策略一覽表

利害關係人	影響	策略
業者	因非法危害牽連，損失信譽，導致產品賣不好；可以省會費、年費以及職業執照規費開業執照規費，省下人事成本，為了快速拓展版圖，卻也影響商譽。	了解法令規定，並強化對於消費者之宣導，以爭取專業信任度。

利害關係人	影響	策略
員工	在不合法的地方工作，不論事先是否知情，可能造成在公會中的不良紀錄。	了解執業場所之合法情況，如設立登記證等資料之判斷。
消費者	接受的服務、檢查，不能確保其品質。	驗光所的執照，驗光師的證照，也需要有衛福部的認證。
政府機關	造成稽查之行政負擔及人力負荷。	加強對於公會之宣導、民眾教育等。
公會	造成社會大眾對驗光人員的不信任，影響專業形象。	加強對於會員的宣導與繼續教育。

（三）個案道德困境之判定

1. 個案違反生物醫學倫理四大原則

(1)因無證照驗光，不能確保其人員之專業、是否能有正確之臨床知識，因而違反了不傷害原則中的「醫療照護人員維持本身有勝任的臨床知識及技術、謹慎地執業以達到適當的照顧標準」以及「避免讓病人承擔任何不當傷害的風險」。

(2)其非法執業之行為，不僅沒有職業登記，還聘請無證照人員驗光，違反了行善原則的「一般而言，人們並不擁有必須造福所有人群的絕對義務，但在醫療專業人士與病人關係之範疇內，行善原則是醫療專業人士需遵從的基本義務」，此也違反了正義原則中「尊重道德允許的法律」。

2. 個案違反驗光人員專業倫理規範

　　依葉靜輝等（2023）所撰寫之驗光人員專業倫理規範可以得

之，該眼鏡行違反了總則中 1.2「驗光人員應遵守法令、本規範及公會章程」；驗光人員紀律中的 3.1「驗光人員發現其他與眼視光業務或其他相關專業人員有不道德或不合法的行為時應積極維護受檢者的權益並採取保護行動」；4.2「驗光人員執業之處所，不得容留非驗光人員從事驗光工作」；4.5「驗光人員應負責督導所聘僱人員不得有違法或不當的行為」等。

3. 個案道德困境

俗話說「殺頭生意有人做，賠錢生意沒人做」，業者冒著非法的風險固然節省了成本，以目的論之效益論觀點視之，吾人追求的是最大的效益，成本降低對於業者有效益，但對於廣大的消費者而言卻不盡然，而受雇之無證照員工雖一時有工作可以養活自己，其為一己之效益，但對於受影響之民眾造成之眼睛不健康之結果，卻非當事人之最大效益。此外，業者不願意申請驗光所之設立，定有其利益上之考量，但同理之情況亦非整體之效益呈現。因此，在效益論之角度，各利害關係人面對此倫理困境恐須思考更周全才是。此外，以義務論的角度視之，其認為決定行為的正確與否在於行為本身的正當性與行為的動機，不重視行為的結果。因此，對於未依規定或有違法令聘請無證照之從業人員，其正當性受到相當的質疑，姑且不論其收費是否較為經濟而有利消費者。另以德行論的觀點，來看待此一困境，業者或相關之驗光人員對於自我德行之提升，亦是在此困境中可評估之點，若以關注鼓勵個人品格中最令人欽佩的美德的決策，而每天實踐這些美德將幫助它們成為習慣，相信對於此道德困境應有更為周全之判斷。

（四）提出可行方案

　　驗光人員於 2016 年驗光人員法公布實施後，已成為衛福部第 15 類醫事人員，過往以師徒制方式在眼鏡行的時代，已邁入專業化的時代。然則，在實務現場仍出現許多有違專業倫理的事項產生，以下提供相關方案供參。

1.強化倫理教育

　　國內各大專校院視光科系皆設有倫理與法規的相關課程，一方面除了國考科目之規定外，亦是全國大專校院相關科系對倫理與法規的重視，以使學生獲得的相關知能，以其運用於職場，一來遵守專業倫理，二來也不至於觸法。然則，對於實務現場所發生的情況，可利用個案來編撰成教材，以使學生更能具備思辨能力。

2.訂立驗光人員專業倫理規範

　　制定專業倫理守則，得以規範專業人員的行為。我國驗光人員法第 36 條第一項第 8 款明確註記各級驗光師公會之章程應載明會員應遵守之專業倫理規範與公約。復依中華民國驗光師公會全國聯合會章程第 6 條第一項第五款關於建立驗光師執業的倫理標準，然審視各公會組織卻甚少具體述及此部分或建立如其他醫事人員之倫理等。就學術研究言，雖已有相關學者（如葉靜輝等，2023）已提出驗光人員專業倫理規範，然此部分專業倫理之制定仍有賴由公會依程序由公會內部討論進行。

3.辦理驗光人員專業倫理個案研析

　　驗光人員法雖於 2016 年通過實施，然過往眼鏡從業人員即已

存在相當多數，許多連鎖業者亦有豐富之經營實務，面對社會大眾對於專業人員之重視，無論是學術界或是實務界，可透過辦理相關個案研析，鼓勵學生或從業人員參與，推廣驗光人員專業倫理的學術與實務。

4. 公會辦理繼續教育

　　依據驗光人員法第 7 條第 2 項之規定，驗光人員執業，應每六年接受一定時數之繼續教育，始得辦理執業執照更新。復依醫事人員執業登記及繼續教育辦法第 13 條規定：「醫事人員執業，應接受下列課程之繼續教育、專業課程。二、專業品質。三、專業倫理。四、專業相關法規。」因此，公會對於實務現場所發生之與專業倫理相關之個案，應於繼續教育課程中予以宣導與教育，以強化會員之倫理與法規知能。

5. 強化視光科系學生自我認同

　　透過驗光師等努力，已訂立每年 3 月 23 日為「驗光師節」，公會可考量對社會大眾與大專校院之合作，如辦理授袍儀式，除可強化在學學生之自我認同外，亦可向社大會大眾宣導驗光人員之專業性。

第三章　基本法學概論

第一節　法律的意義與淵源

　　法律一詞中西方早有定義，吾人可從其定義了解法律的意涵。此外，現行法律的部分則包含憲法、法律及命令等。法律的淵源則包含直接法源與間接法源等，分述如下。

一、法律的意義

　　法律一詞，各有不同的說法，以我國為例，「法」一字在古時為「灋」。「說文解字」對於該字的解釋為：「灋：刑也。平之如水，從水；廌，所以觸不直者；去之，從去。」又云「廌，解廌獸也，似牛一角，古者決訟，令觸不直者。」

　　「廌」是傳說中一種能辨別是非曲直的動物，亦稱為「解廌」或「獬豸」，在爭訟中，廌會用角觸不正直的一方，驅走歹人，使刑法公平如水。由此可知，「灋」的本義是刑法，是持平的工具。此外，在「周禮」一書中，提及「正月屬民讀法」的規定，「法」一字在傳統中國代表成文法。例如，戰國的《法經》，是中國歷史上第一部比較系統的私家法學著作，也是中國最早的一部初具體系的法典，舊題魏國李悝所撰，其可分為六篇，分別為有關打擊侵犯財產權方面的「盜法」、有關懲治國家安全和人身安全的「賊

法」、有關囚禁和審判犯罪者的「囚法」、有關捉拿、追捕犯罪者相關的「捕法」、有關懲罰除盜、賊以外的「雜法」及有關一般性原則規定的「具法」。

　　法字在漢朝以前大概被讀成「何佛」，其指梵語「達魯嘛」（dharma）而言。在佛教學上「達魯嘛」者乃宇宙一切事務或萬物共通的事理之意也，凡日月之運行，春夏秋冬之循環等皆屬於「達魯嘛」的表現（劉得寬，2022）。直至秦朝，商鞅改法爲「律」，之後便以律稱之法律，如漢律、唐律、大清律等。我國現代則將「法」與「律」合稱爲法律（陳惠馨，2019）。

　　「法」一字在德語稱爲 Recht，法語則稱之爲 droit，拉丁文則爲 ius'，乃「正」的意思，爲正義的表現，又可意之爲「右」。英美稱「法」時用 Law 字，而與德語的 Recht 同語根的 Right 則專用在權利的意義上。然 Right 一字與德語的 Recht 或法語的 droit 同樣，本爲「右」字，又有「正」或權利之義。將法與權利使用同文字者，除德國、法國外，尚有義大利、西班牙、丹麥等。而英美、日本與我國則是將法（Law）與權利（Recht）兩者區隔。另吾人從上述東方與西方對與法字一詞的定義，可知東方人將「法」認爲是萬物之條理；西方人則將「法」認爲是正義的表現（劉得寬，2022）。

　　而我國學者亦有不同的定義，林紀東（2018）認爲法律的定義爲：「是社會生活上人和人間關係的規律，以正義爲其存在之基礎，以國家之強制力爲其實施的手段。」鄭玉波（2021）認爲「法律者，以保障群眾安寧，維持社會秩序爲目的，而通過國家權力以強制實行之一種社會生活規範。」李太正等（2022）則提出對於「法」的學理上的定義，認爲「法是人類共同生活體（族群、部落、

國家等）中，爲形成秩序、維繫和平（解決衝突）、實現自由，可透過權威機關之強制力所實施的規範。」陳惠馨（2019）定義法律爲「法律是人類社會生活規範之一種，是以正義爲其存在基礎。以國家強制力爲其實現的手段。」由以上學者之定義，可知法律主要係爲社會之規範，須透過國家權力遂行，並以正義爲基礎且能維護社會秩序。以下爲其定義之說明：

（一）法律是社會生活之規範

規範係爲支配人類思想、行爲、感情之法則。由於人類是社會的動物，不能離群索居，必須與他人共同生活，此即爲社會生活。而由於在社會生活中，個人與個人之間，個人與團體之間，產生種種複雜的關係，若無規範予以維繫，則不免造成衝突紊亂，因此須有社會生活規範之產生，而法律是其中一種。

（二）法律是通過國家權力以強制實行之規範

社會規範可分爲任意與強制。任意者如宗教，縱有違反，僅能受其良心或一般輿論之譴責，並無任何力量可強行之。強制者如法律，其規定之事項，如當爲而不爲，或不當爲而爲時，則均能強制之，使當爲者必爲，不當爲者必不爲而後已。而此種強制力即來自國家，其透過權力強制執行法律，達到人人平等，人人自由。

（三）法律是保障群眾安寧，維持社會爲目的之規範

人類生活錯綜複雜，若有人任意擴張一己之利益，而罔顧他人之損害，則發生衝突混亂，導致群眾安寧及社會秩序受到影響與破

壞。因此，群眾安寧必須保障，社會秩序必須維持，此部分非法律無以行之。

（四）法律是以正義為其存在的基礎

法律基本上要追求公平與正義的。然而正義、公平本身亦有兩種內涵，一為分配的正義、一為平均的正義。前者認為人類才能、人格、經驗、勤惰各有不同，配合其不同，給予差別的處置，使之達到公平的地位。後者認為將人類放於全然平等的價值來看，每個人不論其才能、出身，均得到同樣的待遇（陳惠馨，2019）。由於正義有此不同的內涵，因此一個國家的法律追求何類正義，其將影響到法律的內容（劉得寬，2022）。

二、我國現行法上法律的意義

依我國現行法律制度上來看，所謂的法律係指廣義上的法律，其包含憲法、立法院通過的法律及行政機關定的規章命令（管歐，2004；林紀東，2018），一般所言「法」、「法制」、「法規」，均採廣義的用法。狹義的法律，則專指立法院通過，總統公布的法律而言。

（一）憲法

憲法係規定國家基本組織、人民權利義務及基本國策的根本大法。國家所有的法令接直接或間接根據憲法而產生，法律及命令若有牴觸憲法者皆屬無效。現行《中華民國憲法》係於民國 35 年 12 月 25 日經國民大會制定通過，並於 36 年 12 月 25 日施行，全文共

計 175 條。此外，為因應國家統一前之需要，復依我國憲法本文第
27 條第 1 項第 3 款及第 174 條第 1 款所定修憲組織與程序之規定，
於民國 80 年 5 月 1 日制定公布《中華民國憲法增修條文》全文 10
條，據以停止適用憲法本文相關規定；其後，並歷經六次增修後，
最終於 94 年 6 月 10 日公布現行條文，共計 12 條。相關歷程如表 3.1。

表 3.1　我國憲法歷程一覽表

時間 （民國）　　　項目	憲法規範內容
35 年 12 月 25 日	國民大會制定通過《中華民國憲法》
36 年 1 月 1 日	國民政府公布《中華民國憲法》
36 年 12 月 25 日	《中華民國憲法》正式施行
37 年 5 月 10 日	制定公布《動員戡亂時期臨時條款》
80 年 5 月 1 日	公布廢止《動員戡亂時期臨時條款》
80 年 5 月 1 日	制定公布《中華民國憲法增修條文》全文 10 條
81 年 5 月 28 日	增訂公布《中華民國憲法增修條文》第 11～18 條條文
83 年 8 月 1 日	修正公布《中華民國憲法增修條文》全文 10 條
86 年 7 月 21 日	修正公布《中華民國憲法增修條文》全文 11 條
88 年 9 月 15 日	修正公布《中華民國憲法增修條文》第 1、4、9、10 條條文 （本次修正條文經民國 89 年 3 月 24 日大法官釋字第 499 號解釋宣告違背修憲正當程序，故自本解釋公布之日起失其效力，原 86 年 7 月 21 日之增修條文繼續適用。）
89 年 4 月 25 日	修正公布《中華民國憲法增修條文》全文 11 條
94 年 6 月 10 日	修正公布《中華民國憲法增修條文》第 1、2、4、5、8 條條文；並增訂第 12 條條文。

資料來源：全國法規資料庫

（二）法律

由於法律有廣義與狹義之分，本項所提之法律係指狹義之法律而言。法律在國家的法制上居於重要地位，此乃因憲法固然為根本大法，惟其條文有限，所規範者僅為原則性、綱領性，因此社會生活的主要規範均授權法律規定。

依憲法第 170 條所示，稱法律者，係指經立法院通過，總統公布之法律。復依《中央法規標準法》第 2 條之明示，法律得定名為法、律、條例或通則四者；本法第 5 條並規定，下列事項應以法律定之：

1.憲法或法律有明文規定，應以法律定之者。

如憲法第 39 條規定總統依法宣布戒嚴，但須經立法院之通過或追認。立法院認為必要時，得決議移請總統解嚴。因此，何時可以戒嚴，期間人民權利義務之規範如何，應由法律規定，不得以命令規定。

2.關於人民之權利、義務者。

如憲法第 19 條規定人民有依法律納稅之義務，但何人要納稅，納多少稅，則須以法律定之，如所得稅法。

3.關於國家各機關之組織者。

憲法第 61 條規定，行政院之組織，以法律定之。因此有行政院組織法律定行政院組織。由於各機關的組織法，規定各機關在國家政治制度上的地位，攸關國家行使何種權力，其影響甚鉅，須以法律定之。

4.其他重要事項之應以法律定之者。

　　爲防止前述三項律定範疇有所遺漏，故設有此一概括條款。例如，《公文程式條例》，即非上述事項之範圍，惟仍以法律定之。

　　另同法第 6 條規定，應以法律規定之事項，不得以命令定之；此即爲依法行政原則概念下之法律保留原則，對於有關限制人民權利，或使人民負擔義務的事項，必須以法律規定，而不得以命令規定。

（三）命令

　　依據《中央法規標準法》第 7 條之規定，命令可分爲職權命令與法規命令二者。其中，職權命令係指上級機關對於下級機關執行職務的方法，所發布的命令。如我國刑法第 21 條第 2 項所提，「依所屬上級公務員命令之職務上行爲，不罰。但明知命令違法者，不在此限。」此部分所提之命令即爲職權命令。又法規命令係指行政機關依據法律授權所訂定發布之命令，故又可稱之爲授權命令，如《私立學校法施行細則》，即爲教育部依據《私立學校法》此一法律之明文授權規定所發布之法規命令。又依《中央法規標準法》第 3 條規定，各機關發布之命令，得依其性質，稱規程、規則、細則、辦法、綱要、標準或準則七者。故僅就其名稱觀之，即可與前揭狹義之「法律」明確區隔。

　　再者，依憲法第 172 條之規定，命令與憲法或法律牴觸者無效；另《中央法規標準法》第 11 條亦規定，法律不得牴觸憲法，命令不得牴觸憲法或法律，下級機關訂定之命令不得牴觸上級機關

之命令。因此,由上述之規定可知,各機關所發布的命令,其位階均低於法律。

　　此外,相對於制定公布於民國 59 年的《中央法規標準法》,民國 88 年所較新近制定公布的《行政程序法》,則分別於第 150 條及第 159 條,進一步明確區隔法規命令與行政規則二者。其中,法規命令係指行政機關基於法律授權,對多數不特定人民就一般事項所作抽象之對外發生法律效果之規定;此界定顯與《中央法規標準法》中之法規命令完全一致。又《行政程序法》所稱行政規則,則係指上級機關對下級機關,或長官對屬官,依其權限或職權為規範機關內部秩序及運作,所為非直接對外發生法規範效力之一般、抽象之規定;其在形式概念上實與《中央法規標準法》中之職權命令類似,惟因其缺乏法律授權依據,而不得直接對外發生法規範效力。加之以《行政程序法》第 174-1 條明定「本法施行前,行政機關依中央法規標準法第 7 條訂定之命令,須以法律規定或以法律明列其授權依據者,應於本法施行後二年內,以法律規定或以法律明列其授權依據後修正或訂定;逾期失效。」所謂非屬行政規則亦非法規命定(授權命令)之職權命令,應早已失卻存立之餘地;故當前法制中之命令,應僅存具有法律授權依據之法規命令一者。

三、法律的淵源

　　法律的淵源,亦可簡稱為法源(鄭玉波,2021;陳麗娟,2022;林紀東,2018),主要意義係指組成法律的資料。

（一）法源之重要性

　　法源對於不同法系有其重要影響，由於在不同的國家或民族的法律，其因法的繼受等原因，而構成同一的法律系統，此系統即為法系。目前主要的法系為歐洲大陸法系（簡稱為大陸法系）及英美法系，此兩者最主要的區分在於大陸法系已成文法為最重的法源，而英美法系則以判例為最主要的法源。

　　此外，法源亦是各種不同法律學派的重要差異。例如，主張法律是自然存在的自然法學派，認為正義公平的觀念（即法理）是最主要的法源；主張法律是人類作成者的分析法學派，則認為成文法為主要的法源；主張法律是逐漸生長的歷史法學派，則認為習慣法為最主要的法源。

　　再者，對於解釋法律時，側重的法源不同，其結果亦大不相同。相同的法條，若以成文法為主要的法源時，其解釋時較為注意文字的含義及相關法條的關聯；而若以法理為主要的法源時，其解釋時較為注意應如何解釋方可合於正義公平的觀念及立法的目的。

（二）法源的分類

　　法源的分類主要為成文法、習慣法與法理三大類（林紀東，2018），或可區分為直接法源與間接法源（李太正等，2022）。

1.直接法源

　　直接法源又稱為成文法法源，成文法是指由國家或其他政治組織，依據一定的程序和方式而制定公布的法規，亦稱為制定法（韓忠謨，1980）。就法律的發展歷程言，習慣法早於成文法，概因

古代之團體生活僅以血緣爲基礎的小規模結合，其團體秩序係以習慣維持，待社會規模日益擴大後，人與人之間的關係係越來越密切，社會生活也日益複雜，原有之習慣法內容較爲含糊不清，是以趨向制定法令規範團體生活，此爲成文法之發展脈絡，而成文法僅爲概括之名詞，其包含如憲法、法律、命令、自治法規及條約五種。其中有關憲法、法律、命令等前已敘述，此部分僅說明自治法規與條約。稱自治法規者，係由地方自治團體本於自治立法權而制定的法規，我國憲法上所列自治法規者，包含省自治法、省法規、縣自治法、縣規章等四種（劉得寬，2022），並均不得牴觸憲法。而條約係乃國與國間所締結之契約。條約締結後有不直接生效制與直接生效制兩類不同的看法，我國憲法第141條對於國家條約明定尊重，而若國家依據條約制定成相關的法律，則條約及成爲法律的淵源。

2. 間接法源

間接法源又稱爲不成文法法源，可包含習慣、法理、判例、學說、解釋、外國法等，其係屬非直接具有法的效力，而必須透過國家承認才能產生法的拘束力。

(1)習慣：主要係爲一般人就某事項，長期反覆慣行的行爲形式，而使大家確信應與遵守，並因國家的承認，而使其具有法的拘束力，因此又稱習慣法。若無國家之承認有拘束力者，則未能稱之習慣法。而習慣法成爲法源之依據，須具備包含如行爲的反覆慣行、法的確信、須非成文法既有的規範及須不違背公共秩序或善良風俗等要件（劉宗榮，2022）。

(2)法理：亦可稱爲條理，是多數人共同承認的生活原理，如正義

衡平的觀念等（林紀東，2018）亦可稱之為法律的原理（陳麗娟，2022）。法理何以有法律效力，其主要原因在於雖然法律規定極為縝密，但社會環境變化多端，絕非法規所能全面含蓋，而法官又無法依法律之不備為理由不裁判，因此與此情況，又缺乏習慣可資依據時，自當可以引用法理為之，故民法第1條規定：「民事，法律所未規定者，依習慣，無習慣者依法理」，由茲可見法理之可為法律之效力。此外，法理之適用，有包含以下方法；現行法之類推適用、外國法律及判例不予我國社會情形向法者、舊法及法律草案之不予現行法律精神相牴觸者（鄭玉波，2021）。

(3) 判例：稱判例者，主要是法院對訴訟事件所作之判決的先例，法院對於某案件作成判決後，成為以後類似案件裁判所援用，亦可稱為判決例（李太正等，2022）。由於「按諸辦案成例，法院對於某一案件所作成的判決，以後遇有同樣或類似的案情發生時，審判官必為同一的判決，而同一判決屢經援用後，不但對於審判官有拘束力，人民亦有信其為法之心。」（林紀東，2018），因此判例亦為法律的間接淵源。過往依法院組織法第57條之規定：「最高法院之裁判，其所持法律見解，認為有必要編為判例之必要者，應分別經由院長、庭長、法官組成之民事平會議、刑事庭會議或民、刑事庭總會議決議後，報請司法院備查。」，惟自107年12月7日修正該法後，已刪除第57條之規定，而以最高法院將成立「大法庭」統一法律見解，取代現行的「判例」與「民、刑庭決議」。不過，判例仍在不同法系之間存在不同的拘束力。

(4) 學說：主要是學者對於特定法律所發表的個人意見，因其見解

可能會影響法律的制定或修正等，因此亦可成為法律的淵源，例如古代羅馬大帝查斯丁尼，及編輯歷代法學家之學說，供法官斷訟之參考。

(5)解釋：其包含國家機關依據職權對於法律所為之解釋，其具有拘束行政機關及人民的效力。此外學者對於法律所惟之解釋，雖不如行政機關之解釋有視同法律的效力，但其可作行政機關之參考，亦相當重要，此部分亦是法律的重要淵源。

(6)外國法：如早期德國於 1495 年繼受羅馬法而成普通法，歐陸諸國及日本皆受德國影響，而美國則受英國影響，因此外國法亦可能成為法律的淵源。

第二節　法律分類

　　法律的分類各有不同（鄭玉波，2021；陳麗娟，2022；林紀東，2018），以下採用如法之成立過程等概念為分類（鄭玉波，2021）。

一、基於法之成立過程之分類

　　此部分可分為成文法與不成文法兩類。成文法係由有立法權的機關，依相關立法程序，制定並公布之法律，稱之為成文法，如我國的民法等。而非成文法則為成文法以外之一切有法律效力者，如習慣、法理、判例等皆為不成文法。兩者之區分（陳麗娟、2022）亦可如表 3.2。

表 3.2 成文法與不成文法之區分

內容 ＼ 類別	成文法	不成文法
立法程序不同	有制定的立法程序 有公布的程序	無制定的立法程序 無公布的程序
有無形式的法典存在不同	具備形式的條文 有整齊劃一的法典	無形式的條文 不具備法典的形式
法律內容不同	針對一般不特定的人或事項均適用	就個別的及具體的事項而爲認定
優點	較爲明確，易於施行 引領社會發展 周密完善	符合社會實情 易於適應現實 較爲不偏不倚

二、基於法之內容之分類

　　若基於法的內容區分，應先區隔國內法與國際法，其如表 3.3。以國內法與國際法之區分言，國內法係由一個國家制定，並在其範圍內行使者稱之國內法。國際法爲由國際團體承諾，行使不以一國之範圍爲限。另有關直接法與間接法之區分，在於直接法係對一定社會生活之規範，直接加以規定。間接法對於社會關係事項並無直接規定，僅對於一定之直接法規定其如何適用。而公法與私法之區分，普遍的說法爲利益說，即以保護公益爲目的者爲公法，保護私益爲目的者爲私法。之後隨著環境演變有公私綜合法。而實體法與程序法之區分在於實體法爲規定法律關係之實體，亦即有關權利與義務實體之法律。而程序法則爲規定如何實現此法律關係，亦即有關權利義務運用手續之法。

表 3.3　國內法與國際法之區分

國內法				國際法
直接法			間接法	-
公法		私法	公私綜合法	國際私法	
實體法	程序法	實體法	實體法		
憲法、行政法、刑法	民事訴訟法刑事訴訟法	民法、商事法	經濟法勞動法		

三、基於法之適用範圍之分類

以適用範圍之分類，可區分為一般法及特別法與原則法及例外法兩種類型，如表 3.4。以一般法與特別法言，稱一般法者，其係指法律對於一般的人、地、事適用；而稱特別法者，則指特殊的人、地、事適用。惟一般法與特別法之區隔亦屬相對，如土地法為民法之特別法，但其同時亦為實施耕者有其田條例（已廢止）之一般法。另若一般法與特別法併存時，則特別法優於一般法，亦即所謂特別法優於普通法原則。

另對於原則法與例外法之區隔，原則法係關於某特定事項一般的適用之法，例外法則是指以例外除去而不適用此原則之法。如人之權利能力，其始期，原則係始於出生（民法第 6 條），而例外則為未出生之胎兒（民法第 7 條）。

表 3.4　一般法與特殊法之區分

類別 內容	一般法	特殊法
人	民法、刑法	公務員服務法、陸海空軍刑法
地	適用全國地區之法如民法	適用某特定地區之法律，如台灣省內菸酒專賣暫行條例（91 年 5 月 22 日廢止）
事	民法適用一般民事	公司法等商事法適用特別民事

四、基於法之適用程度之分類

　　其主要區分為強行法與任意法。稱強行法者，不問當事人之意思如何，而必須適用之法律謂之，如憲法、刑法等。反之，若適用與否，受當事人之意思表達影響，則為任意法，如民法、商事法等。兩者區分以法律之適用程度，如絕對適用或相對適用為標準。另兩者在實質上之區分，主要為法律上效果之不同，如表3.5。

表 3.5　強行法與任意法區隔一覽表

類別 項目	強行法		任意法	
性質	積極	消極	作用不同	
	命令法	禁止法	補充法	解釋法
	如兵役法	如刑法	民法第 213 條第 1 項	民法第 153 條第 2 項
法律效果	處罰，但不妨礙效力 [1]		違反任意法時，若當事人間無異議，則意思表示或行為仍屬有效。	
	無效，但不處罰 [2]			
	無效，並處罰 [3]			

備註：1.如前違警罰法第 54 條第 11 款。2.如違反民法第 73 條之規定。
　　　3.如違反民法第 983 之規定。

五、基於法之資料來源之分類

此部分可區分爲固有法及繼承法。稱固有法者，係根據該國固有之社會狀態及人情風土習慣而定之法律；稱繼受法者，係模仿外國法而制定之法律，此部分亦可再區分爲習慣法的繼受與立法的繼受，前者係將外國法律作爲本國習慣法而施行，如第十三、四世紀德國繼受羅馬法爲習慣法。後者係模仿外國法而制定爲本國法，如比利時模仿拿破崙法典制訂該國之民法典。

第三節　法律的制定、公布及施行

立法機關行使立法權，制定法律，其必須依一定之程序進行。因此，法律之制定與公布及施行皆有相關之規定。

一、法律的制定機關

各國之法律制定均有其程序，以下針對我國法律制定程序說明。

立法程序可分廣義及狹義的定義，廣義之立法程序係指立法機關的所有活動，諸如法律制定、預算審議等及其他有關議會職權的行使皆屬之；狹義之立法程序則指立法機關對於法律案之審議制定（羅成典，1991）。本文所述者，係以狹義之立法程序的說明。

立法機關爲法律的制定機關，我國立法權採均權制度，憲法明定中央與地方之權限，如依憲法第 107 條明列中央立法之事項，如外交等。同法第 108 條明列由中央立法並執行之，或交由省縣執行

之事項，如省縣自治通則。同法第 109 條明列由省立法並執行之，或交由縣執行之事項，如省教育、衛生、實業及交通等。同法第 110 條明列由縣立法並執行之事項，如縣教育、衛生、實業及交通等。因此，就上述所提之立法機關涵蓋立法院、省議會（後因民國 89 年憲法增修條文第 9 條之規定，省議會已廢除）、縣議會等。

此外，依憲法第 62 條規定：「立法院為國家最高立法機關，由人民選舉之立法委員組織之，代表人民行使立法權。」及同法第 170 條之規定：「本憲法所稱之法律，謂經立法院通過，總統公布之法律。」復依中央法規標準法第 4 條之規定：「法律應經立法院通過，總統公布。」由此觀之，立法院為憲法明定之立法機關。而其立法權，依憲法第 63 條規定，包含法律案、預算案、戒嚴案、大赦案、宣戰案、媾和案、條約案及國家其他重要事項之權。且依憲法第 67 條第 1 項，立法院得設各種委員會，目前依照立法原組織法第 10 條之規定，設置包含如內政委員會等。而立法院之議期，依憲法第 68 條之規定，每年兩次，自行集會，第一次自二月至五月底，第二次自九月至十二月底，必要時得延長之。

二、法律的制定

法律制定的程序可分為提案、審查、討論、決議與公布等（黃莫夫，2009；劉作揖、2021；陳麗娟，2022），程序如圖 3.1。

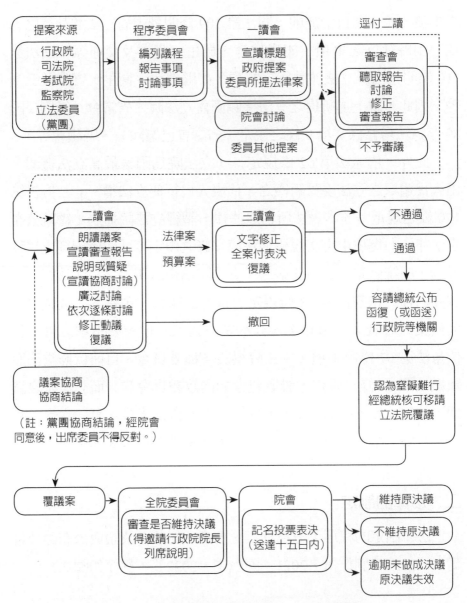

圖 3.1　立法程序圖（資料來源：立法院網站）

（一）提案

對於法律案之提出，可包括行政院、考試院、監察院、司法院、立法委員、黨團等，如表 3.6。依憲法第 58 條第 2 項之規定：「行政院院長、各部會首長，須將應行提出於立法院之法律案、預算案、戒嚴案、大赦案、宣戰案、媾和案、條約案及其他重要事項，或涉及各部會共同關係之事項，提出於行政院會議議決之。」另憲法第 87 條規定：「考試院關於所掌事項，得向立法院提出法律案。」因我國憲法並對對監察院、司法院規定有提案權，因此針對監察院提案權部分，有民國 41 年 5 月 21 日司法院大法官釋字第 3 號解釋，認為其有法律案之提案權。針對司法院提案權部分，亦有民國 71 年 5 月 25 日釋字第 175 號解釋，認為其有法律案之提案權。

此外，依據立法院議事規則第 7 條規定：「議案之提出，以書面行之，如係法律案，應附具條文及立法理由。」另同規則第 8 條第 1 項規定：「立法委員提出之法律案，應有十五人以上之連署；其他提案，除另有規定外，應有十人以上之連署。」再者，立法院職權行使法第 75 條規定：「符合立法院組織法第三十三條規定之黨團，除憲法另有規定外，得以黨團名義提案，不受本法有關連署或附議人數之限制。」各機關內部先經內部討論，其形式如舉行公聽會，邀請學者專家或利害關人表達意見，以利蒐集民意。

表 3.6　法律提案之單位一覽表

單位	規範來源
行政院	憲法第 58 條第 2 項
考試院	憲法第 87 條
監察院	釋字第 3 號解釋
司法院	釋字第 175 號解釋
立法委員	法院議事規則第 8 條第 1 項
黨團	立法院職權行使法第 75 條

（二）審查

各單位依程序向立法院提案後，通常之程序爲交付審查。依據法院議事規則第 15 條及第 16 條之規定，議案之排列，由程序委員會定之；議事日程由秘書長編擬。此外，依憲法第 67 條之規定：「立法院得設各種委員會。」另依據立法院組織法第 10 條之規定，設置內政委員會、外交及國防委員會、經濟委員會、財政委員會、教育及文化委員會、交通委員會、司法及法制委員會、社會福利及衛生環境委員會等。因此，法律案由各委員會負責審查。

（三）討論

法律案的討論，係指就提出的法律案，經審查或報告後，依法所進行的讀會程序。有關討論的程序，各國規定不一，有二讀的，如法國等、有三讀的，如英國等。採二讀的，其一讀的程序爲總討論，二讀爲逐條討論；採三讀的，其一讀的程序爲讀案由，二讀爲總討論，三讀僅作形式上文字修正，如英國（劉作揖，2021）。我國的部分依立法院職權行使法第二章議案審議之規

範，其中第 7 條明定法律案應經三讀會議決。其中一讀為報告提案、二讀為逐條討論、三讀則僅為文字修正，如表 3.7。

表 3.7　法律案三讀之程序

程序	規範來源	備註		
一讀	立法院職權行使法第 8 條			
	政府提案或委員所提法律案列入議程報告事項，於院會中朗讀標題後，即應交付有關委員會審查或逕付二讀。			
	付委審查	逕付二讀	退回程序委員會	提案人撤回
	立法院職權行使法第 54 條、56 條、68 條 立法院各委員會組織法第 10 之 1 條	立法院職權行使法第 8 條第 2 項	立法院議事規則第 23 條第 2 項	立法院職權行使法第 12 條 1 項 立法院議事規則第 8 條第 2 項
二讀	立法院職權行使法第 9 條、第 10 條			
	通過	重付審查／撤銷		
三讀	立法院職權行使法第 11 條			
	經過二讀之議案，應於下次會議進行三讀	得於二讀後繼續三讀。		
公布	完成三讀之法律案及預算案由立法院咨請總統公布並函送行政院。總統應於收到 10 日內公布之，或依憲法增修條文第 3 條規定之程序，由行政院移請立法院覆議。			

1. 第一讀會

依立法院職權行使法第 8 條有關第一讀會之規定包含第一讀會，由主席將議案宣付朗讀行之，後即應交付有關委員會審查。但

有出席委員提議，二十人以上連署或附議，經表決通過，得逕付二讀。至於委員提出之其他議案，於朗讀標題後，得由提案人說明其旨趣，經大體討論，議決交付審查或逕付二讀，或不予審議。

再者，依立法院職權行使法第 54 條、第 56 條、第 68 條等規定，各委員會為審查院會交付之議案，得舉行公聽會，以各委員會召集委員為主席邀請正、反意見相當比例之政府人員及社會上有關係人員到會出席表達意見，若審查議案遇有爭議時，主席得裁決進行協商。

另依立法院議事規則第 23 條之規定，程序委員會所擬處理辦法，如有出席委員提議，八人以上連署或附議，得提出異議，不經討論，逕付表決。

2. 第二讀會

第二讀會是立法過程中相當重要的一個環節，對於議案之討論、修正、重付審查、撤銷、撤回等，均於此階段做成決議。依立法院職權行使法第 9 條之規定，第二讀會，於討論經各委員會審查之議案，或經院會決議逕付二讀之議案，二讀時先朗讀議案，就審查意見或原案要旨依次進行廣泛討論及逐條討論。

3. 第三讀會

依立法院職權行使法第 11 條之規定，經過二讀之議案，應於下次會議進行三讀；但如有出席委員提議，15 人以上連署或附議，經表決通過，得於二讀後繼續三讀。此外，除發現議案內容有互相牴觸，或與憲法、其他法律相牴觸者外，本階段只得作文字之修正，且議案全案付表決。

（四）決議

　　決議係立法機關立法行為的確定宣告。其為立法院院會議對於議案的表決。法律案經立法院院會議決通過後，即完成法律的制定程序，亦即完成「立法程序」，依據立法院議事規則第 34 條規定，「討論終結或停止討論之議案，出席委員有異議時，主席得提付表決……。」而表決方法包含口頭表決、舉手表決、表決器表決、投票表決、點名表決等。其餘表決之規定事項於立法院議事規則第 34 條至第 41 條均有載明。

（五）公布

　　公布係法律制定過程最後之階段，其為法律發生效力的不可少的要件（羅成典，1991）。依中央法規標準法第 4 條之規定：「法律應經立法院通過，總統公布。」又憲法第 72 條規定：「立法院法律案通過後，移送總統及行政院，總統應於收到後十日內公布之，但總統得依照本憲法第五十七條之規定辦理。」又依中華民國憲法增修條文第 3 條第 2 項規定：「行政院依左列規定，對立法院負責，憲法第五十七條之規定，停止適用。」其中第 2 款之規定：「行政院對於立法院決議之法律案、預算案、條約案，如認為有窒礙難行時，得經總統之核可，於該決議案送達行政院十日內，移請立法院覆議。

　　立法院對於行政院移請覆議案，應於送達十五日內作成決議。如為休會期間，立法院應於七日內自行集會，並於開議十五日內作成決議。覆議案逾期未議決者，原決議失效。覆議時，如經全體立法委員二分之一以上決議維持原案，行政院院長應即接受該決

議。」因此，行政院院長接受立法院決議時，總統應即於規定時間內將該法律依法公布，若行政院提出覆議案時，則依覆議案之程序進行。

此外，法律的公布要件依憲法第 37 條之規定：「總統依法公布法律，發布命令，須經行政院院長之副署，或行政院院長及有關部會首長之副署。」因此未經副署者，不發生法律的效力。最後，有關法律的施行，則須依中央法規標準法第 12 條之規定：「法規應規定施行日期，或授權以命令規定施行日期。」辦理；而法規生效的部分則依同法第 13 條至第 15 條之規範為主。

第四節　法律的效力

「法律效力」有雙重意義，一為就形式而言，效力係指法律「有效」，即法律有適用之餘地。遵守或不遵守法律皆會發生法律預設的結果。二為就實質面而言，效力則指「實效」，亦即有作用。原則上法律經公布施行，則當然有效，至於是否必有時效，則可能受到人的意思所左右，此乃人性總有弱點，應遵行法律與執行法律之人並不全然願意使法律發生預設的結果。因此，法律之實效部分，常以法律預設之結果有可能發生為最低的要求。而此仍以法律有適用為前提，因此對於所謂的法律效力，其形式意義仍大於實質意義（韓忠謨，1962）。

此外，就效力的依據而言，依據純粹法學者 Kelsen 所發展的理論，認為法律秩序的形成源於層級性的序列結構，依序分別為基本規範、一般規範及個別規範（雷崧生譯，1976）。其概念認為

每個法規範的內容與產生的方式均取決於一個上位規範，而其本身則為下位規範的效力依據，因此基本規範係最高位階的規範，係法秩序的最終效力依據，如憲法。而一般規範則源於基本規範，其本身又是個別規範的效力依據，如法律中的民法等。至於個別規範則是基於一般規範之授權，而對個別情形設立，如私人契約，行政機關的行政作為等。當然，其立論亦受到相當多的批判（李太正等，2022），諸如該理論並無說明憲法的效力依據為何，雖然此部分有幾種說法，包含宣示說，認為憲法的效力來自於神；承認說，認為憲法之所有以效是多數國民承認；實力說，認為憲法的效力源自於統治者的實力。

不過，依據 Kelsen 的理論，憲法之上應還有一上位規範，然憲法已是位階最高，別無其他更高規範，然邏輯上應有一個基本規範為前提，此部分解釋為「憲法有效」一詞，無此前提，則無法學。因此探討現行法秩序當中的任一規範，都須假定此前提之存在。法律自施行日期生效後，即發生規範的效力，而此效力涉及到時、人、地等方面的適用，以下即針對此部分說明。

一、法律關於時的效力

法律因公布施行而發生效力，因廢止而失其效力，或因宣布停止適用，而暫時不發生效力，以下分述之。

（一）法律因公布施行而發生效力

依中央法規標準法之相關規定，有關法律因公布施行而發生效力的規範如下：

1. 法規明定自公布或發布日施行者，自公布或發布之日起算至第三日起發生效力（中央法規標準法第 13 條）。此部分可參考兒童及少年福利法（民國 92 年 5 月 2 日制定）第七十五條之規定：「本法自公布日施行。」由於該法係為民國 92 年 5 月 28 日公布，故自公布之日（釋字第 161 號解釋參照）起算至第 3 日起發生效力。

2. 法規特定有施行日期，或以命令特定施行日期者，自該特定日起發生效力（中央法規標準法第 14 條）。此部分可參考如國家賠償法，其第 17 條規定：「本法自中華民國七十年七月一日施行。」此部分即為特定有施行日期者。而以命特定施行日期者，可參考如職業安全衛生法第 55 條之規定：「本法施行日期，由行政院定之。」此部分為法律授權給予行政院定施行日期。

此外，對於法律關於時的效力部分尚有以下原則：

1. 法律不溯既往原則：此原則係指法律只能適用於自施行日期後所發生的事項，不能適用於實施以前所發生的事件，亦即法律之效力不溯及於該法律發生效力之前所生之事件。惟該原則為法律適用上之原則，非立法上之原則（劉宗榮，2022），換言之，法官雖不能引用新法適用其先前發生之事，但立法機關則可制定溯及既往的條文，此乃因社會公共利益與適應時代及相關如經濟、政治等面之參考所致，如我國民法總則施行法第 3 條第 1 項之規定：「民法總則第八條、第九條及第十一條之規定，於民法總則施行前失蹤者，亦適用之。」與民法親屬編施行法第 4 條第 1 項之規定：「民法親屬編關於婚約之規定，除第九百七十三條外，於民法親屬編施行前所訂之婚約亦適用之。」等皆為法律溯及既往的立法。

2. 新法優於舊法原則：此原則為法學上之重要原則，各國皆有規定，主要是一國之內若同一事項有不同的法律規定，則令人民無所適從，縱有相同法律則期間必有時間的先後，為此原則重要之意義，亦有稱為「新法變更舊法的原則」，如刑法第 2 條第 1 項之規定：「行為後法律有變更者，適用行為時之法律。……」可謂從新原則。而刑法第 2 條第 1 項之但書規定：「……但行為後之法律有利於行為人者，適用最有利於行為人之法律。」可謂從輕原則。惟上述原則僅適用於同為普通法的兩種法律，若有普通法與特別法之關係者，則仍適用舊日之特別法而非新的普通法，此為「新普通法不能變更舊特別法的原則」（林紀東，2018）。

（二）法律因廢止而失其效力

　　法律的廢止，係指將現行有效之法律廢棄其存在，而不再予以適用（管歐，2004）。法律一但廢止，則失其效力。有關廢止之情形依中央法規標準法第 21 條之規定，包含機關裁併，有關法規無保留之必要者、法規規定之事項已執行完畢，或因情勢變遷，無繼續施行之必要者、法規因有關法規之廢止或修正致失其依據，而無單獨施行之必要者、同一事項已定有新法規，並公布或發布施行者。而其程序依同法第 22 條規定，經立法院通過，總統公布。此外，同法第 23 條規定：「法規定有施行期限者，期滿當然廢止，不適用前條之規定。但應由主管機關公告之。」是以，廢止之型態不同，前者可稱之明示的廢止，後者可稱之為默示的廢止（林紀東，2018），由此程序端之，法律之廢止亦須經相當程序，不可過於輕率。

（三）法律因停止適用而暫不生效

　　法律的停止適用與法律之廢止有所不同，若因特殊的因素導致法律暫時失其效力，惟一旦停止的原因消滅，則法律仍可恢復適用。依據中央法規標準法第 19 條第 1 項之規定：「法規因國家遭遇非常事故，一時不能適用者，得暫停適用其一部或全部。」且有關停止或恢復適用之程序，準用法規廢止或制定之規定（中央法規標準法第 19 條第 2 項）。

（四）其他法律有關時效之規範

　　部分法律的時效制度亦與法律關於時的效力有關，如民法、行法與行政法等（林紀東，2018）。

1. 民法的時效制度

　　可分為取得時效及消滅時效二種。取得時效主要係指原無所有權，而後取得所有權的制度，如民法第 768 條之規定：「以所有之意思，十年間和平、公然、繼續占有他人之動產者，取得其所有權。」至於消滅時效則指民法上的請求，經一定期間的不行使而減損其力量，此時義務人對於已罹時效的請求權得主張時效的抗辯權，而拒絕給付的制度。

2. 刑法上的時效制度

　　此部分可區分為追訴權時效與行刑權時效兩種。前者係指犯罪後經一定期間，檢察官未予追訴、或當事人未提起自訴，則對於該犯罪人，即不能再行追訴制度。如刑法第 80 條第 1 項即規定有關追訴權，因一定期間內未起訴而消滅，舉例若犯最重本刑為三年以

上十年未滿有期徒刑之罪者，二十年內起訴即效滅。而後者指的是當犯罪人受刑法之宣告後，經一定期間尚未執行，而免除其刑執行的制度。舉例而言，依刑法第 84 條之規定，若有宣告一年以上三年未滿有期徒刑者，十五年期間內未執行而消滅。

3.行政法的時效制度

行政法的時效制度，有類似民法相關之消滅時效制度，而無類似民法之取得時效，此因行政法上國家與人民的公權，對其均有很大的關係，不能因時效而取得。而有關其消滅時效部分，則可參考如決算法第 7 條之規定：「決算所列各項應收款、應付款、保留數準備，於其年度終了屆滿四年，而仍未能實現者，可免予編列……。」此即為行政法消滅時效之制度

二、法律關於人的效力

法律關於人的效力，主要係指法律對於何人發生效力。相關學說包含屬人主義、屬地主義與折衷主義三種。最初其係採屬人主義，亦即法律專用於本國人民而不適用外國人民。本國人民不論其於本國或外國均適用本國法律、至於外國人民縱使居住於本國亦不適用。其後採屬地主義，亦即本國人民居住國內者則應受本國的法律適用，若居於國外則事實上不亦適用。又若外國人僑居於本國者，為維護社會秩序，亦有使其適用之必要。最後則採折衷主義，主要是不論屬人主義或屬地主義皆有其未臻周全之處，因此各國大部分皆採用折衷主義，即以屬地主義為原則，屬人主義為例外，其有以下之重點（林紀東，2018）。

（一）居住於我國領域者，不論本國人或外國人，均以適用我國的法律原則。此部分如刑法第 3 條之規定認爲，在中華民國領域內犯罪者，適用之。此外，該條亦規定領海與領空之事項，亦即在中華民國領域外之中華民國船艦或航空器內犯罪者，以在中華民國領域內犯罪論。惟此部分亦有例外之情況，如憲法第 52 條規定：總統除犯內亂或外患罪外，非經罷免或解職，不受刑事上之訴究。如議員在議院內言論，對院外不負責任（如憲法第 73 條）、又如民法第 187 條第 1 項規定行爲時無識別能力者，由其法定代理人負損害賠償責任。

（二）本國人民僑居國外者，自當適用該國之法律爲原則。惟亦有例外之情況，如民法有關之扶養義務等身分問題及成年等之能力問題，仍適用本國法律。此外，如國民公法上之義務如服兵役，刑法上之外患罪等，亦屬適用本國法律之範圍。

（三）依照國際慣例，有類似如外國軍隊、外國使節及其家屬等僑居外國之人，仍應適用本國法律。

三、法律關於地的效力

法律關於地的效力，係指法律在何地發生效力。各國法律本於屬地主義，法律之效力及於領域內之內外國人民，而領域包括領土、領空及領海等。其中領土爲國家統治權所及之土地；領海爲與國家海岸線平之一定範圍內之海域；領空則爲與領海、領土垂直空間（李太正等，2022）。

但上述原則亦有例外之情況，包括本國法律有時亦能施行於領

域之外，如刑法第 3 條即規定：「……在中華民國領域外之中華民國船艦或航空器內犯罪者，以在中華民國領域內犯罪論。」此外，有關刑法第 5 條、第 6 條均規定即便於中華民國領域外犯下其規定之罪如內亂或公務員侵占罪等，均適用我國刑法規定。此外，國家亦可能針對某些特定地區訂定僅適用該地區的法律，如過往之台灣省菸酒專賣暫行條例，僅限於台灣地區即為一例。

四、法律關於事的效力

法律事的效力，係指就法律所規定事項發生效力，不在規範範圍內之事項，不發生效力（管歐，2004），此部分主要有三個原則（陳麗娟，2022）。

（一）罪行法定主義

為保障人民的自由及權利，並限制國家權力的濫用，因此對於犯罪與刑罰均應以法律明文定之，無法律及無犯罪亦無刑罰，此為罪行法定主義。例如我國刑法第 1 條即明文規定：「行為之處罰，以行為時之法律有明文規定者為限。拘束人身自由之保安處分，亦同。」惟此原則於民事事件並不適用，如民法第 1 條即規定：「民事，法律所未規定者，依習慣；無習慣者，依法理。」因此，民事事件與刑事事件在此意義上不同。

（二）一罪不二罰原則

此原則係指對於同一違法應予處罰之事件，不得同時處以兩種以上性質相同或刑名相同之罰則。惟若某行為同時違反兩個國家的

法律，則並不適用此原則，此部分如刑法第 9 條即規定，同一行爲
雖經外國確定判決，仍得依我國刑法處斷。此外，對於相同犯罪事
實，則可同時處以兩種刑名不同的刑罰，如刑法第 121 條規定對收
受賄賂等罪，可以爲有期徒刑與罰金兩種刑罰。

（三）一事不再理原則

係指同一機關對於相同之法律關係，已確定之同一事件，相同
的當事人對於不得對此再有所請求，且該機關亦不得再予受理。此
部分參考如民事訴訟法第 253 條即規定：「當事人不得就已起訴之
事件，於訴訟繫屬中，更行起訴。」

第五節 法律的解釋與適用

一、法律的解釋

法律解釋係指釐清法律疑義，以期適用正確之法律，法律之解
釋爲法律適用之前提。蓋立法必期適用，適用則不能有疑義，若
有疑義而未能予以解釋，則無法期待正確的適用法律（鄭玉波，
2021）。因此，適用法律先要解釋法律的含義。由於法律規定多
爲抽象的原則，且法律之制定係以精簡的條文，網羅複雜的社會是
事實，在立法上爲便於適用與遵守，其於條文均求其少，文字亦求
其短。而此特點，亦造成許多複雜的社會現象上，出現法律不盡周
全之情形，此時便有待解釋的補充。再者，法律因時空背景等因
素，造成今日之法律未必適用明日之法律，因此也有賴解釋發揮推
陳出新的功能。

　　而綜觀法律解釋的功能（林紀東，2018）包括為闡釋法律條文的疑義、為補充法律的不完備及為推陳出新等。惟此部分解釋的範圍多已成文法之規定為主，然對於法律之解釋，除要探究立法之本意，亦要探究今日社會所處之環境脈絡及其社會含義，方能達到維護社會進步及促進社會發展之目的（楊仁壽，2010）。再者，解釋法律的方法亦受到相關法律科學所影響，包含由文理論理的觀點發展至目的的觀點，亦即過去解釋法律重於成文法之法條，而忽略其法律在社會生活上之功能。另一影響則為從機械的觀點至機動的觀點，由於過往法律對於國家體制多數是基於防止專制、保護自由之目的，惟對於民主之發展，社會現象之複雜等，法律於其解釋上，亦非僅機械性之適用，應更具機動之功能，與時俱進（林紀東，2018）。

　　而法律之解釋，因區別的標準不同而有所區分，如有權解釋與學理解釋係以解釋所生的效果為標準。而文理解釋與論理解釋則係以解釋的方法為標準（林紀東，2018）。亦有學者認為無須區分，因為法律適用著重方法與過程，主體為何不重要，其解釋方法包含文義解釋、論理解釋、比較法解釋、目的解釋等（李太正等，2022）。亦有學者亦就解釋的方法區分為文義解釋、歷史解釋、系統性解釋、目的性解釋、合憲性解釋等。此外，亦可就解釋的主體區分為機關解釋與個人解釋等（鄭玉波，2021）。以下僅就有權解釋、學理解釋與文理解釋與論理解釋分別敘述。

　　有權解釋亦稱機關解釋或法定解釋，其主要係因其由國家機關依據法律所賦予的權力，解釋法律條文的含義，其解釋的效力較強，並可區分為立法解釋、司法解釋與行政解釋等。立法解釋係指立法機關對於法律條文之含義所為之解釋，其可分以下情況（管

歐，2004），包括將解釋規定於法律條文中、施行法中規定條文以解釋本法者、法律規定某種事件的意義，以間接解釋其他事件的意義者等項。

司法解釋係指司法機關對於法律條文的含義所為之解釋。依憲法第 78 條之規定：「司法院解釋憲法，並有統一解釋法律及命令之權。」因此司法解釋可區分為解釋憲法與統一解釋法律及命令兩類（管歐，2004）。行政解釋係指行政機關對於法律與命令所為之解釋。其主要為上級行政機關有關於法律的執行，對於下級行政機關所做有關於法令含義的指示。此類解釋僅限於下級機關適用法令有疑義之時，方與解釋，且只在同一系統之行政機關，發生效力，並無拘束各級機關與人民效力。因此，就行政機關基於職權所作之解釋，且有拘束同一系統之行政機關之效力言，此解釋亦屬有權解釋（林紀東，2018）。

學理解釋係為法律研究者依據法理，提出對於法律條文含義之解釋。其於理論上的參考性較高，惟其並不具有拘束力，因此又稱無權解釋。文理解釋係指依法律條文上的用語文義或字義，所做的解釋，以確定法律的意義，又可稱為文義解釋，是最優先適用的解釋方法（黃莫夫，2009）。此部分以刑法第 18 條第 3 項為例，其規定「滿八十歲人之行為，得減輕其刑。」其所稱「得減輕」一詞，應解釋為「可減輕」，亦可「不減輕」，此為文理解釋。而文理解釋應遵守下列原則（林紀東，2018；陳麗娟，2022；鄭玉波，2021），包括解釋法律，應先從文理解釋開始；解釋法律條文應注意其專門用語；解釋法律應以平易通常的意義為主；解釋法律須注意法律的連貫性；解釋法律條文應注意其穩定性；解釋法律條文應注意其進化性。

　　論理解釋主要係以法秩序之整體精神為基礎，依一般推理、參酌法律制定的理由、沿革等事項，且不拘泥於法律條文的字句，以求闡明法律條文真義的解釋。其主要方法包含擴張解釋、限縮解釋、當然解釋、補正解釋、反對解釋、歷史解釋、體系解釋、目的解釋等（黃莫夫，2009；鄭玉波，2021；劉作揖，2021）。

二、法律的適用

　　法律的適用，係指將抽象的法規範運用於具體案件，其為一檢驗的過程。如何檢驗社會生活現象與法規範所規定的要件相符，並找出其法律效果的過程，係法律適用的意義（陳惠馨，2019）。因此，透過上述的解釋，可知法律的適用包含 2 個步驟，一為檢驗法規範要件是否與具體要件相符、一為做出結論。前者稱為「涵攝」，其翻譯自拉丁文，原意為「置於其下」，亦即將具體案件置於法規範之下（李太正等，2022）。此外，依據論理學上之三段論法，即以法律為大前提，以事實為小前提，而推得其結論。以刑法為例，其第 271 條規定：「殺人者，處死刑、無期徒刑或十年以上有期徒刑。」（大前提）今有某甲殺某乙之事實（小前提），因此某甲應處死刑等刑罰（結論）。

　　因此，由上述可知，法律適用之前提係確定法律之真義及事實之真相，而前者屬法律解釋之事項，後者則為事實認定之事項。有關事實認定部分，均以證據為基礎，例如民事訴訟法第 277 條即規定當事人主張有利於己之事實者，就其事實有舉證之責任。是以，當事人負有舉證之責任。然而舉證有時會因時空等因素有所變化，甚至根本無證可舉，因而影響事實之確定及法律之適用。因

此，對於此種情況，法律為避免舉證之困難及公益之考量，除上述以證據為確定之基礎外，上採取推定與擬制等方法，以為法律之適用（鄭玉波，2021）。然推定與擬制雖對是實確定上多所助益，惟仍須注意此部分應以法律有明文規定者為限，斷非可無限制擴張。

　　稱推定者，係指對某種事實的存在與否，因可能無明顯之證據，故參考周邊之情事或已知之事理，以推論定之。此部分亦有可能出現反證之情況，則亦可推翻推定的法律效果。舉例而言，以民法第 1063 條對於婚生子女之規定，其中第 1 項即規定認為，妻之受胎，係在婚姻關係存續中者，推定其所生子女為婚生子女。此部分係依據已知之理而來，蓋因受胎一事，是否來自其夫，實不易有積極之證據。因此，只能依據妻與夫之婚姻關係及母子關係等已確定之事實，認為其胎來自於夫，故而推定該名子女為婚生子女。惟推定者，係處理上之便宜，若有反證，則亦可推翻。例如上述同法第 2 項之規定，若夫妻之一方或子女能證明子女非為婚生子女者，得提起否認之訴。此部分即為反證之例。

　　稱擬制者，即法條中「視為」一詞之義，其係指基於公益之考量，對於某種事實的存在與否，依據法之政策而擬定。是以，若有相反之事實存在，亦不允許反證推翻，此部分之概念與推定所有不同。亦即，關於法律之是用，不問該是實之真相如何，而以擬制之事實為基礎。其相關例子，可舉民法第 7 條為例，其規定：「胎兒以將來非死產者為限，關於其個人利益之保護，視為既已出生。」此部分主要是只要胎兒與母體分離後，若有呼吸即具有生命，縱使短時間內死亡，亦被認定具有如繼承權之相關權利。

　　法律的適用主體，不以國家為限，亦包括人民，如依照公司法的規定，股份有限公司的股東舉行股東會，即可為例。但經常適

用法律者，仍以政府機關爲主，其中尤以司法機關、行政機關較多。此外，亦可用適用的結果來看，考量適用結論是否有權威，而認爲適用法律的主體爲政府機關，一爲司法機關，稱爲裁判，一爲行政機關，稱爲行政處置（林紀東，2018；李太正等，2022）。

此外，亦有學者（管歐，2004）將法律的適用區分爲法律適用的一般原則及法律適用的個別原則。其中法律適用的一般原則，包含如法律不溯既往原則、特別法優於普通法原則、一罪不二罰原則、一事不再理原則、新法優於舊法原則等項，個別原則部分主要爲司法機關與行政機關等。由於一般原則的諸多項目已於前述相關章節內容敘及，因此本項僅對個別原則之司法機關與行政機關事用法律說明。就司法機關適用法律的原則，包括不告不理原則、不得拒絕審判、不得拒絕適用法律、審判必須在法庭內進行、審判獨立、一事不再理等。就行政機關適用法律的原則如行政機關適用法律無待情求、行政機關適用法律得自由裁量、行政機關適用法律須受指揮監督、行政機關適用法律得發布命令等。

第六節　法律的制裁

法律制裁係指，違反法律者所受到一定的制裁（林紀東，2018）。亦即國家爲確保法律之效力，對於違反者，所加之惡報。是以，法律制裁係一種手段，目的在於確保法律之效力，行使制裁權者爲國家，制裁的對象則爲違法者（鄭玉波，2021），違反者包括自然人與法人。因此，法律之制裁也可以說是基於法律的實施，所加之懲罰或強制之謂（謝瑞智，2012）。由上敘述，可知，

國家爲行使法律制裁者主體，其由有職權代表行使制裁權的機關或公務人員，依法行使制裁權。舉例而言，刑事被告被諭知有罪的判決確定，依刑事訴訟法第457第1項規定：「執行裁判由爲裁判法院對應之檢察署檢察官指揮之。……。」由此可知，執行判決須由檢察官執行。因此，若由無執行權者對犯罪者爲死刑或徒刑之執行時，則分別會構成殺人罪或妨害自由罪（陳麗娟，2022）。

而法律制裁的發展亦有其沿革，主要包含一爲從私人力量制裁而趨向公權力的制裁，二爲從威嚇主義而趨向感化主義（管歐，2004）。依此兩者之變化可知法律於制裁的趨向。而有關法律制裁的類別則包括公法部分的刑事與行政制裁，以及私法的民事制裁，及國際制裁。其中刑法制裁最爲嚴重，行政制裁次之，最後爲民事制裁。

一、刑事制裁

刑事制裁爲刑法上之制裁，係觸犯刑法法規，而侵害他人生命身體等法益者，應受刑罰或保安處分的制裁（林紀東，2018），其亦稱刑罰（鄭玉波，2021）。其對象主要係依刑法第18條之規定，對於年滿14歲以上，且心神狀態健全之人。以下區分刑罰與保安處分說明。

（一）刑罰

刑罰部分，依據刑罰第32條之規定，可區分爲主刑及從刑。稱主型者，即爲本型，係屬可獨立科處的刑罰。主型依刑法第33條之規定，其包含五種，分別爲死刑、無期徒刑、有期徒刑、拘役

與罰金。而從型依刑法第 36 條之規定，從刑為褫奪公權。而若依刑罰所剝奪犯罪人的法益為區隔，則可分為生命刑、自由刑、財產刑與資格刑等（林紀東，2018；鄭玉波，2021；陳麗娟，2022），如表 3.8。

表 3.8 刑之分類

類別	內容		
主刑	死刑主刑	生命刑	
	無期徒刑	自由刑	
	有期徒刑		
	拘役		
	罰金	財產刑	
從刑	沒收		
	追徵		
	褫奪公權	資格刑	

（二）保安處分

保案處分係指對犯罪行為或類似行為而具有危險之人，為防止其發生危險侵害社會秩序，而予以在刑罰之外之適當處分。其包含感化教育、監護處分、禁戒處分、強制工作處分、強制治療處分、保護管束處分及驅逐出境處分等。

二、行政制裁

行政制裁為行政刑法上的制裁，係觸犯行政法規而有違警等行

爲，受行政秩序罰行政刑罰的制裁（林紀東，2018）。行政制裁因
對象之不同，可區分爲對行政機關之制裁、對公務人員之制裁，及
對人民之制裁（謝政道，2002；李復甸、劉振鯤，1997；鄭玉波，
2021）。

（一）對行政機關之制裁

此亦可稱爲行政救濟，蓋由於行政權的活動範圍極廣且適用之
法規亦相當多，因此當行政機關爲其行政行爲時，難免有疏漏甚或
違法之情事，而若此時無適當之制裁方法，則人民之權益將遭受損
害。因此，國家對於行政機關的行政處分若有不當或違法時，法律
規定制裁方法，以爲救濟。

就聲請行政制裁言，訴願法第 1 條第 1 項即規定：「人民對於
中央或地方機關之行政處分，認爲違法或不當，致損害其權利或利
益者，得依本法提起訴願。……。」此外，依同法第 2 條第 1 項之
規定：「人民因中央或地方機關對其依法申請之案件，於法定期間
內應作爲而不作爲，認爲損害其權利或利益者，亦得提起訴願。」
由此可知訴願可提出者之事項爲何。此外，依行政訴訟法第 2 條之
規定：「公法上之爭議，除法律別有規定外，得依本法提起行政訴
訟。」而行政訴訟，包括撤銷訴訟、確認訴訟及給付訴訟（行政訴
訟法第 3 條）。就制裁的方法言，包括撤銷原處分、變更原處分及
損害賠償等。

（二）對公務員之制裁

由於公務人員與國家之關係，乃屬於公法上之特別權力關係，

而此關係當中，當事人之一方，對於相對人於一定範圍內有命令強制之權，亦即公務人員對國家法令有服從之義務。是以，公務人員若有違法、廢弛職務或其他失職行為者，而遭受到國家之制裁，其中最重要者為公務員懲戒法之懲戒處分，依該法第 9 條之規定，公務員之懲戒處分包括免除職務等（第 11 條至第 19 條），而掌理公務人員懲戒之機關則為直屬於司法院之公務員懲戒委員會。懲戒種類可區分為免除職務、撤職、減少退休金、休職、降級、減俸、罰款、記過及申誡等。

（三）對人民之制裁

對人民之制裁係為當人民違反行政法規或行處分時，所受國家之制裁，其可區分為行政罰與行政上之強制執行等。

1. 行政罰

行政罰係指為達行政目的，行政機關或法院基於國家的一般統治權，對於違反行政法上之義務者，進行之制裁。其主要之要件包含，以違反行政法上之義務為前提；對於過去違反行政法上義務者之制裁；基於國家的一般統治權所給予之制裁；以行政機關或法院為之。又行政罰可分為行政刑法與行政法上的秩序罰兩種（林紀東，2018）。前者係指科以刑法上所規定行刑之制裁，如有期徒刑、拘役或罰金等，其處分權屬於法院。後者係指科以刑法上型名以外之制裁，如罰鍰等，其處分權屬於行政機關。而行政罰的種類甚多，主要警察罰、財政罰及軍政罰等（鄭玉波，2021；林紀東，2018；陳麗娟，2022）。警察罰係指對於違反警察法規之義務者，所給予的處罰。其主要依據為社會秩序維護法，包含拘留等。財政

罰係指對於違反財政法規上之義務者所予之處罰。軍政罰係指對於違反軍事法規之義務者所給予之處罰。

2. 行政上的強制執行

行政上的強制執行，亦稱強制執行，係為對於行政法上不履行其義務之人民，由行政機關以強制手段，使其履行或使其實現和履行義務相同狀態的手段。其主要之要件包含，係以特定的公法上義務已經成立，而義務人不履行其義務為前提；係行政權之作用；係以強制力促使義務人履行義務。主要有下列各項（劉作揖，2021；鄭玉波，2021；林紀東，2018；陳麗娟，2022）。

(1)公法上金錢給付義務之執行

依行政執行法第 11 條之規定，義務人依法令或本於法令之行政處分或法院之裁定，負有公法上金錢給付義務，有相關情形如其處分文書或裁定書定有履行期間或有法定履行期間者；或其處分文書或裁定書未定履行期間，經以書面限期催告履行者；或依法令負有義務，經以書面通知限期履行者。逾期不履行，經主管機關移送者，由行政執行處就義務人之財產執行之。此部分如法院依法律規定就公法上金錢給付義務為假扣押、假處分之裁定經主管機關移送者，亦同。

(2)行為或不行為義務之執行

依行政執行法第 27 條之規定：「依法令或本於法令之行政處分，負有行為或不行為義務，經於處分書或另以書面限定相當期間履行，逾期仍不履行者，由執行機關依間接強制或直接強制方法執行之。」

間接強制的部分，包括代履行、怠金（行政執行法第28條）。

代履行的部分，代履行係指依法令或本於法令之行政處分，負有行為義務而不為，其行為能由他人代為履行者，執行機關得委託第三人或指定人員代履行之（行政執行法第 29 條）。如違章建築經書面預告樓主限期拆除，若屋主屆期不拆，則執行機關得僱工代為拆除並於事後向屋主徵收工資。怠金的部分，則為依法令或本於法令的行政處分，負有行為義務而不為，且非由他人所得代為履行；或依法令或本於法令的行政處分，負有不行為義務而為之時，依行政執行法第 30 條之規定，處新臺幣五千元以上三十萬元以下怠金。此外，怠金可連續處分。

直接強制的部分，包括扣留、收取交付、解除占有、處置、使用或限制使用動產、不動產；進入、封閉、拆除住宅、建築物或其他處所；收繳、註銷證照；斷絕營業所必須之自來水、電力或其他能源；其他以實力直接實現與履行義務同一內容狀態之方法（行政執行法第 28 條）。

(3) 即時強制

及時強制的部分包含對於人之管束；對於物之扣留、使用、處置或限制其使用；對於住宅、建築物或其他處所之進入；其他依法定職權所為之必要處置；其他依法定職權所為之必要處置等（行政執行法第 36 條）。

其中有關對於人之管束部分，行政機關對於可能有危害治安之人，得以職權暫時拘束其身體自由，如瘋狂或酗酒泥醉、意圖自殺、暴行或鬥毆等（行政執行法第 37 條）。對於物之扣留部分，行政機關對於可能有危害治安之物等，得以職權為扣留、使用、處置或限制使用等（行政執行法第 38-39 條）。

對於住宅、建築物或其他處所之進入部分，行政機關對於人民

之生命、身體、財產有迫切之危害，非進入不能救護者爲，得以職權進入住宅等（行政執行法第 40 條）。此外，對於其他依法定職權所爲之必要處置的部分，可參考如若公私場所之固定汙染源因突發事故，大量排放空氣汙染物時，負責人應立即採取緊急應變措施，並至遲於一小時內通報直轄市、縣（市）主管機關（空氣汙染條例第 33 條）。

三、民事制裁

民事制裁爲民法上的制裁，係違反民事法規之規定，使他人受到經濟上或其他利益的損失，應負損害賠償等責任（林紀東，1991）。民事制裁之方法（鄭玉波，2011）可如表 3.13。

表 3.13　民事制裁方法一覽表

類別	內容	
權利上之制裁	人格權之剝奪	
	身分權之剝奪	
	無效及撤銷	
	契約之解除與終止	
財產上之制裁	返還利益	
	損害賠償	
	回復原狀	金錢賠償
其他制裁	強制執行	
	拘提管收	

（一）權利上之制裁

權利上之制裁係指對於違法行為或不履行義務之人，運用積極或消極之剝奪其權利。可區分為以下數種。

1. 人格權之剝奪

人格權之剝奪為法人之目的或其行為，有違反法律、公共秩序或善良風俗者，法院得因主管機關、檢察官或利害關係人之請求，宣告解散（民法第 36 條）。是以，此人格權之剝奪係專對法人。

2. 身分權之剝奪

身分權之剝奪，係指因該身分而行使之權利為之濫用，因此予以剝奪。舉例而言，若父母之一方濫用其對於子女之權利時，法院得依他方、未成年子女、主管機關、社會福利機構或其他利害關係人之請求或依職權，為子女之利益，宣告停止其權利之全部或一部（民法第 1090 條）。

3. 無效與撤銷

無效係指法律上當然且確定不發生其效力。而撤銷係指若行為經撤銷後，失去其法律上效力。上述兩者雖非直接剝奪權利，然其意義在於使不適用或不正當的法律行為不發生效力。以無效而言，可舉賭博為例，由於其行為本身即違法，因賭博而取得之債權，法律上不承認其效力。以撤銷而言，可舉因詐欺而成立之契約，則當事人得行使撤銷權以為撤銷。惟撤銷有時不屬於制裁，如意思表示，因傳達人或傳達機關傳達不實者，得撤銷之（民法第

89 條）。

4. 契約之解除與終止

契約之解除係指契約當事人之一方，因法律上或契約上之解除權行使，而使該契約的效力，溯及於訂約之時歸於消滅的意思表示。契約之解除可區分為解除權基於法律之規定者稱為法定解除權，其包括給付遲延（民法第254條）、給付不能（民法第256條）與不完全給付等（民法第227條）；基於契約上之保留者，稱為約定解除者。舉例而言，若甲向以訂貨，到期時乙若未交貨，甲可行使解除權，以解除契約。契約之終止係指當事人本於終止權，使繼續的契約關係向將來消滅之一方意思表示。其使契約「不繼續」發生效力，未來之交易雙方不再受該契約拘束，惟終止「前」之法律關係仍然有效。終止權相較解除權，則係指在法律規定或契約約定之終止事由發生時，當事人得以口頭或書面行使終止權而使法律關係向後消滅，常用於繼續性的契約中，如租賃等（民法第430條）。

（二）財產上之制裁

財產上之制裁係指對違法行為或不屢義務者，為財產上之損失。區分為下列數種。

1. 返還利益

民法第179規定，無法律上之原因而受利益，致他人受損害者，應返還其利益。舉例而言，甲乙兩人無債之關係，惟乙因誤信於甲負有債務而為之清償，若甲亦受領，則兩人之間有關給付與受

領，即無法律上之原因，甲應返還該不當得利。

2. 損害賠償

損害賠償係指因加害人之故意或過失，侵害他人權利時，由法院判決對被害人支付相當金額爲賠償，其原因主要爲侵權行爲（民法第184至第198條）及債務不履行（民法第219條至第232條）。損害賠償應以填補債權人所受損害及所失利益爲限（民法第216條）。其賠償方法區分如下。

(1) 回復原狀

負損害賠償責任者，除法律另有規定或契約另有訂定外，應回復他方損害發生前之原狀（民法第213條）。如重建撞倒之牆等。

(2) 金錢賠償

負損害賠償責任者不能回復原狀或回復顯有重大困難者，應以金錢賠償其損害（民法第215條）。

此外，若涉及到侵害人格權之賠償，如不法侵害他人之身體、健康、名譽、自由、信用、隱私、貞操，或不法侵害其他人格法益而情節重大者，被害人雖非財產上之損害，亦得請求賠償相當之金額。其名譽被侵害者，並得請求回復名譽之適當處分（民法第195條）。

（三）其他之制裁

此部分可區分爲強制執行與拘提管收。

1. 強制執行

強制執行係執行機關運用國家的強制力，使債務人履行法律上

所預期的效果。亦即當債務人不履行債務時，債權人對債務人除有請求其履行之權利，亦得向法院提出請求給付之訴，如經法院判決命債務人履行債務，而債務人置之不理時，則可運用強制力使債務人為之履行，以確保債權人已確定之債權。其又可區分為直接強制（如強制執行法第 45 條等）、代替執行（如強制執行法第 127 條）及間接強制（如強制執行法第 129 條）。

2. 拘提管收

稱拘提者，為強制債務人到案（如如強制執行法第 21 條）。稱管收者，為拘束債務人於一定之場所，以督促其履行義務（如如強制執行法第 22 條）。不論拘提或管收，皆以拘束債務人身體之自由為方法，使用不可不慎重。

第四章　驗光人員法

第一節　立法歷程與內容

一、立法歷程

　　由於臺灣近視比率居高不下，而近視的預防及矯正控制，若僅是由眼科醫師為病理上之診療，恐未臻周全。再者維護視力清晰舒適的範疇相當廣，為講求專業分工之效，位於照護眼睛病變的最高層之醫師，恐無餘力照護民眾之視力檢查與驗光業務。是以，應將醫師，驗光配鏡業之工作責任劃分明確，從而擬定「驗光人員法」草案，以加強對專業證照的應考資格採呂理訓練與實務經驗相融合，並能確實保障國人視力健康，維持從業人員應有權益（劉建國，2012）。

　　再者，由於國內眼鏡從業人員有 3 萬多人，早期多為師徒制，且政府並未廣設學校教導眼鏡業者驗光配鏡知識。該批從業人員亦多屬社會弱勢，但長期維護國人視力與健康，不遺餘力，因此對於專業證照制度的推動與建立，於立法時亦須考量既有從業人員權益與未來人力培訓之規畫，是以「驗光人員法」草案已將是類狀況納入，並兼顧醫師、視光系畢業學生及從業人員分工合作。驗光人員法的通過，可讓醫界、學界及業界更緊密結合，有助國人視力健康提升。相關立法歷程如表 4.1，立法沿革如表 4.2。

表 4.1　驗光人員法立法歷程

進度	會議日期（民國）	會議日期（民國）	會議日期（民國）
一讀	101 年 9 月	106 年 12 月	108 年 3 月
委員會審查	101 年 12 月	107 年 11 月	108 年 11 月
黨團協商	104 年 4 月	-	-
二讀（廣泛討論）	104 年 6 月	107 年 11 月	108 年 12 月
二讀（逐條討論）	104 年 12 月	107 年 11 月	108 年 12 月
三讀	104 年 12 月	107 年 11 月	108 年 12 月

資料來源：立法院法律系統

表 4.2　驗光人員法沿革

時間	內容
中華民國 104 年 12 月 18 日	制定 59 條
中華民國 105 年 1 月 6 日公布	
中華民國 107 年 11 月 30 日	修正第 8 條
中華民國 107 年 12 月 19 日公布	
中華民國 108 年 12 月 13 日	修正第 55 條
中華民國 109 年 1 月 15 日公布	

資料來源：立法院法律系統

二、驗光人員法內容

　　驗光人員納入醫事人員法相關規定管理，有助於彰顯驗光專業之重要性。是以，透過將驗光人員管理法制化，輔之以養成教育，以各級學校培育驗光或視光學生，再由考試院舉辦國家考試，且其執業須向在地衛生主管機關申請，並要求驗光人員加入公會，由公會制定倫理自律等制度與措施，都顯示立法所帶來健全驗光人員專業及其產業發展（李禮仲等，2017）。

　　至於驗光相關科系人力之養成，係始於民國 69 年以職校方式培育，民國 89 年以後改由專科以上養成，目前共有 11 所學校設有驗光相關科系，預計每年畢業人數約 1,000 人，已畢業人數約 8,000 人，加上非本科系畢業但已從事驗光配鏡多年之從業人員 1 萬 5,000 人以上，計約 24,000 人以上，將可參加特考或高考取得驗光人員資格。驗光人員法於 105 年 1 月 6 日公布施行，其內容計有六章，共 59 條，如表 4.3。驗光人員法全文修正重點如下（醫事司，2015）：

（一）非侵入性之眼球屈光狀態測量、相關驗光，一般隱形眼鏡之配鏡，低視力者輔助器具之教導使用，均屬醫療業務範圍，應由醫師或驗光人員為之。不具驗光人員資格，擅自執行驗光業務者，處新臺幣 3 萬元以上 15 萬元以下罰鍰。

（二）十五歲以下者之驗光，應於眼科醫師指導下為之。係基於十五歲以下之人，若屬假性近視或有其他眼睛病變引起視力不良者，應有眼科醫師之診治，以確保其視力健康。至於醫師指導方式、時機，將於施行細則明定。

（三）為顧及本法施行前已從事驗光業務人員之權益，計約 18,000 人，參照相關醫事人員法律體例，規定曾於本法公布前已從驗光業務滿 3 年或 6 年以上，具高中（職）以上學校畢業，得參加考選部辦理的驗光人員特考，考試期間及次數為：自本法公布日起 5 年內 5 次特考。另特考期間既有從業人員得繼續從事驗光業務，以為過渡。

（四）對於現行業經經濟部核准登記經營驗光業務之公司或商號（約 4000 家），於本法公布日起 10 年後，不得繼續經營驗光業務。

表 4.3　驗光人員法內容一覽表

內容	名稱	條文
第一章	總則	第 1 條至第 6 條
第二章	執業	第 7 條至第 14 條
第三章	開業	第 15 條至第 25 條
第四章	公會	第 26 條至第 40 條
第五章	罰則	第 41 條至第 54 條
第六章	附則	第 55 條至第 59 條

三、驗光人員相關法規

　　驗光人員法實施後，依據相關法條之規定，須有配套規範進行，以下分述之。

（一）醫療法

　　驗光人員法通過後，成為我國第 15 類醫事人員，而有關醫事人員定義於醫療法等規範當中，是以此部分依據修正之醫療法民國 108 年 12 月 13 日公布之第 10 條之規定：「本法所稱醫事人員，係指領有中央主管機關核發之……驗光師……、驗光生及其他醫事專門職業證書之人員。」

（二）醫事人員人事條例

　　依醫事人員人事條例第 2 條之規定：「本條例所稱醫事人員，指依法領有專門職業證書之醫師、中醫師、牙醫師、藥師、……及其他經中央衛生主管機關核發醫事專門職業證書，並擔任公立醫療

機構、政府機關或公立學校組織法規所定醫事職務之人員。」據此，語言治療師、聽力師、牙體技術師、牙體技術生、驗光師、驗光生等，雖非前揭列舉人員，但因係屬經中央衛生主管機關核發醫事專門職業證書者，故渠等若於本條例所定機關學校擔任相關職務，自有本條例之適用。

（三）醫事人員執業登記及繼續教育辦法

驗光人員法第 7 條第 3 項規定：「第一項申請執業登記之資格、條件、應檢附文件、執業執照發給、換發、補發與前項執業執照更新、繼續教育之課程內容、積分、實施方式、完成繼續教育之認定及其他應遵行事項之辦法，由中央主管機關定之。」是以有關此部分，規範於民國 105 年 10 月 7 日衛福部修正之醫事人員執業登記及繼續教育辦法第 1 條規定：「本辦法依……驗光人員法第七條第三項規定訂定之。」及第 2 條之規定：「本辦法所稱醫事人員，指……驗光師及驗光生。」

（四）驗光所設置標準

驗光人員法第 15 條第 6 項規定：「驗光所之名稱使用與變更、申請條件、程序及設置標準，由中央主管機關定之。」是以衛福部於民國 105 年 9 月 20 日訂定發布全文 6 條「驗光所設置標準」；並自發布日施行。

（五）驗光人員法施行細則

驗光人員法第 15 條規定：「本法施行細則，由中央主管機關

定之。」是以衛福部於中華民國 105 年 10 月 6 日訂定發布全文 21 條「驗光人員法施行細則」；並自發布日施行。此細則另於民國 107 年 01 月 25 日修正。

（六）專門職業及技術人員高等暨普通考試驗光人員考試規則

依驗光人員法第 1 條規定：「中華民國國民經驗光師考試及格，並依本法領有驗光師證書者，得充驗光師。中華民國國民經驗光生考試及格，並依本法領有驗光生證書者，得充驗光生。」是以考試院於民國 105 年 10 月 14 日考試院考訂定發布「專門職業及技術人員高等暨普通考試驗光人員考試規則」全文 17 條；並自發布日施行。此規則另於民國 106 年 03 月 24 日修正。

（七）專門職業及技術人員特種考試驗光人員考試規則

依驗光人員法第 56 條規定：「本法公布施行前曾在醫療機構或眼鏡行從事驗光業務滿三年，並具專科以上學校畢業資格，經中央主管機關審查合格者，得應驗光師特種考試。具下列資格之一，經中央主管機關審查合格者，得應驗光生特種考試……。」是以考試院於民國 105 年 10 月 14 日考試院考訂定發布「專門職業及技術人員特種考試驗光人員考試規則」全文 15 條；並自發布日施行；並自發布日起施行至 111 年 1 月 7 日。此規則另於民國 110 年 8 月 13 日公告廢止。

第二節　總則

一、驗光人員之定義

　　驗光人員可區分為驗光師與驗光生，稱驗光師者係指中華民國國民經驗光師考試及格，並依本法領有驗光師證書者；稱驗光師者係指中華民國國民經驗光生考試及格，並依本法領有驗光生證書者（驗光人員法第 2 條），如圖 4.1 與圖 4.2。

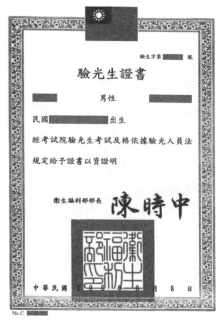

圖 4.1　驗光生證書

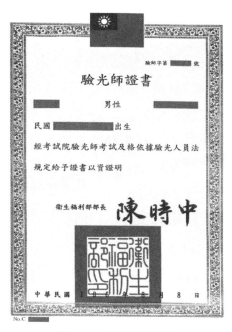

圖 4.2　驗光師證書

二、驗光人員之應考資格

1.驗光人員考試之應試資格（驗光人員法第 2 條）

(1)驗光師

公立或立案之私立專科以上學校或符合教育部採認規定之國外專科以上學校驗光或視光系、科畢業，並經實習期滿成績及格，領有畢業證書者，得應驗光師考試。簡言之，應考驗光師須具備專科以上學歷、實習期滿且成績及格、領有畢業證書等要件。

(2)驗光生

公立或立案之私立高級醫事職業以上學校或符合教育部採認規定之國外高級醫事職業以上學校醫用光學技術、驗光、或視光系、科畢業，並經實習期滿成績及格，領有畢業證書者，得應驗光生考試。簡言之，應考驗光生須具備高職以上學歷、實習期滿且成績及格、領有畢業證書等要件。

2.驗光人員特種考試之應試資格（驗光人員法第 56 條）

國家為顧及施行前已從事驗光業務人員之權益，訂定相關特種考試資格。

(1)驗光師

本法公布施行前曾在醫療機構或眼鏡行從事驗光業務滿三年，並具專科以上學校畢業資格，經中央主管機關審查合格者，得應驗光師特種考試。

(2)驗光生

具下列資格之一，經中央主管機關審查合格者，得應驗光生特種考試：

一、本法公布施行前，曾在醫療機構或眼鏡行從事驗光業務滿三年，並具高中、高職以上學校畢業資格。二、本法公布施行前，曾在醫療機構或眼鏡行從事驗光業務滿六年以上，並參加經中央主管機關指定相關團體辦理之繼續教育達一百六十小時以上。

惟上述特種考試事項，已由考試院於 110 年 8 月 30 日廢止專門職業及技術人員特種考試驗光人員考試規則。

三、主管機關

驗光人員法之主管機關在中央為衛生福利部；在直轄市為直轄市政府；在縣（市）為縣（市）政府（驗光人員法第 3 條）。此部分業務多數在直轄市或縣市政府的部分為衛生局。又綜觀該法多處對於中央與地方之規範有所區分（陳惠伶等，2018），如表 4.4 與 4.5 所示。

表 4.4　驗光人員法有關中央主管機關事項一覽表

條次	內容
第 4 條第 3 項	驗光人員證書之核發
第 7 條第 3 項	申請執業登記之資格等（醫事人員執業登記及繼續教育辦法）
第 9 條	驗光人員執業機構
第 15 條第 6 項、第 7 項	驗光所之名稱使用與變更等（驗光所設置標準）
第 22 條第 1 項第 3 款	驗光所之廣告
第 43 條	有關機構認可
第 54 條	廢止驗光師證書

條次	內容
第 56 條第 1 項	驗光師特種考試資格審查
第 56 條第 2 項	驗光生特種考試資格審查
第 57 條	證書費或執照費收費之標準
第 58 條	訂定施行細則（驗光人員法施行細則）

表 4.5　驗光人員法有關直轄市、縣市主管機關事項一覽表

條次	內容
第 7 條第 1 項	申請執業登記
第 8 條	客觀事實認不能執行業務認定小組
第 9 條	驗光人員執業處所之認定
第 15 條第 1 項	驗光所之設立申請
第 15 條第 3 項	執行業務年資之採計
第 15 條第 4 項	驗光所之名稱使用、變更等
第 21 條第 1 項	驗光所收取驗光費用之標準
第 48 條	使用或變更驗光所未核准之罰則
第 54 條	罰鍰等事項
第 57 條	收取證書費或執照費

四、證書請領

　　驗光人員請領驗光人員證書者，應填具申請書，檢附考試院頒發之驗光人員考試及格證書，並繳納證書費，送請中央主管機關核發（驗光人員法第 4 條；驗光人員法施行細則第 2 條）。證書式樣參考如圖 4.1。此外，為健全專業人員證照制度，規定未具驗光人員資格者，不得使用其名稱，以利管理（驗光人員法第 5 條）。

五、證書廢止

　　曾受本法所定廢止驗光人員證書處分者，不得充驗光人員（驗光人員第 6 條）。綜觀該法多處對於廢止之規定，如表 4.6 所示。

表 4.6　驗光人員法有關廢止相關事項一覽表

條次	內容
第 6 條	廢止驗光人員證書處分者，不得充驗光人員。
第 8 條	已領照者，撤銷或廢止之規定
第 41 條	證照租借他人使用者，廢止其驗光人員證書
第 42 條	未具擅自執行驗光人員業務者，廢止其開業執照
第 45 條	廢止其執業執照之罰則
第 46 條	屆期未改善等事項廢止其執業執照之罰則
第 50 條	驗光人員受停業處分仍執行業務者，廢止其執業執照等
第 51 條	驗光所受停業處分而未停業者，廢止其開業執照
第 52 條	驗光所受停業處分或廢止開業執照者，負責驗光人員之罰則
第 54 條	廢止執業執照或開業執照之主管機關
第 56 條	有關經營驗光業務廢止之規定

第三節　執業

　　有關驗光人員執業等相關規範，說明如下。

一、執業登記

　　爲建立驗光人員繼續教育及執業執照定期更新制度，以提升驗光技術服務水準，此部分參酌相關醫事人員法之規定，包括規定驗光人員執業應申請執業登記、接受繼續教育及定期更新執業執照，並授權中央主管機關另以辦法訂定執業登記及繼續教育等應遵行事項。

　　依驗光人員法第 7 條之規定，執業登記須向所在地之直轄市、縣（市）主管機關申請，並領有執業執照，方可執業（第 7 條第 1 項）。此外，一規範如同其他醫事人員之規定，每 6 年接受繼續教育，使得更新執照。而中央主管機關亦須訂立執業登記及繼續教育辦法。

二、執業登記及繼續教育

（一）適用類別

　　依醫事人員執業登記及繼續教育辦法第 1 條之規定：「適用本辦法依醫師法第八條第三項與第四項……及驗光人員法第七條第三項規定訂定之。」又同法第 2 條第 1 項規定：「本辦法所稱醫事人員，指醫師、中醫師、牙醫師、藥師、藥劑生、護理師、護士、物理治療師、物理治療生、職能治療師、職能治療生、醫事檢驗師、醫事檢驗生、醫事放射師、醫事放射士、營養師、助產師、助產士、心理師、呼吸治療師、語言治療師、聽力師、牙體技術師及牙體技術生、驗光師及驗光生。」因此由上述規定可知，驗光師與驗光生皆已納入其適用之範圍。

（二）執業登記規範

　　有關執業登記與執業執照更新部分亦有規範。前者於該法第 4 條規定：「醫事人員申請執業登記，應填具申請書，並檢附下列文件及繳納執業執照費，向所在地直轄市、縣（市）主管機關申請，發給執業執照：一、醫事人員證書正本及其影本一份（正本驗畢後發還）。二、身分證明文件影本一份。三、最近三個月內之一吋正面脫帽半身照片二張。四、擬執業機構出具之證明文件。五、執業所在地醫事人員公會會員證明文件。六、完成第十三條第一項各款繼續教育之證明文件。七、中央主管機關發給且仍在有效期間內之專科醫事人員證書。但醫事人員無專科制度者，得免檢附。」後者於該法第 7 條第 1 項規定：「醫事人員辦理執業執照更新，應於其執業執照應更新日期屆滿前六個月內，填具申請書，並檢具下列文件及繳納執業執照費，向原發執業執照機關申請換領執業執照：一、原領執業執照。二、最近三個月內之一吋正面脫帽半身照片二張。三、執業所在地醫事人員公會會員證明文件。四、完成第十三條第二項所定繼續教育之證明文件或下列其他相關證明文件：（一）專科醫師、專科牙醫師：完成第十三條第二項第二款第二目所定繼續教育之證明文件。（二）專科護理師：中央主管機關發給，且仍在有效期間內之專科護理師證書。」執業執照如圖 4.3 與圖 4.4。

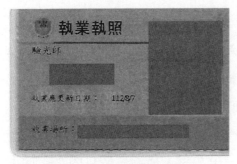
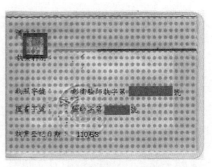

圖 4.3 執業執照（正面）　　　　圖 4.4 執業執照（背面）

（三）執業登記效期

規範於醫事人員執業登記及繼續教育辦法第 8 條。

1. 執業登記效期事項

依同法第 1 項規定：「領得醫事人員證書未逾五年而申請執業登記者，其執業執照之更新日期爲自各該證書發證屆滿第六年之翌日。」舉例而言，若某甲領得驗光師證書爲 112 年 1 月 2 日，且於 5 年內（如 115 年 3 月 2 日）申請執業登記，其執業執照更新日則爲 118 年 1 月 1 日之後。以上述爲例，若某甲申職請執業登記爲 5 年內未逾 6 年（如 117 年 5 月 2 日），則其執業執照有效期間爲 117 年 5 月 2 日至 118 年 1 月 1 日止。

2. 歇業後重新請執業登記

依同法第 4 項規定：「醫事人員歇業後重新申請執業登記，執業登記日期未逾原發執業執照所載應更新日期者，以該日期爲新發執業執照應更新日期；逾原發執業執照所載應更新日期者，其執業執照應更新日期自執業登記日期起算六年。但依第六條規定辦理執

業登記者，其執業執照之更新日期為自執業登記屆滿第六年之翌日。」舉例而言，某甲之某甲領得驗光師證書為 112 年 1 月 2 日，其於 115 年 3 月 2 日歇業，並於 115 年 9 月 1 日重新申請，其執業登記日期未逾應更新日期，即 118 年 1 月 1 日，因此新發執業執照應更新日為 118 年 1 月 1 日。以上述為例，若某甲於 118 年 2 月 2 日重新申請請執業登記，由於已逾原發執業執照所載應更新日期者（118 年 1 月 1 日），則新發執業執照應更新日自執業登記日起算六年，以本案為例即為 124 年 2 月 1 日。

3. 執業執照更新

依同法第 5 項之規定：「醫事人員辦理執業執照更新，其新發之執業執照應更新日期為自原發執業執照屆滿第六年之翌日。」舉例而言，某甲之某甲領得驗光師證書為 112 年 1 月 2 日，依此規定其執業執照更新日為 118 年 1 月 1 日。

（四）繼續教育

依據醫事人員執業登記及繼續教育辦法第 13 條第 1 項之規定，繼續教育課程包含專業課程、專業品質、專業倫理及專業相關法規等。第 2 項則規定積分：「醫事人員每六年應完成前項繼續教育課程之積分數如下：一、物理治療生、職能治療生、醫事檢驗生、醫事放射士、牙體技術生及驗光生：（一）達七十二點。（二）前項第二款至第四款繼續教育課程之積分數，合計至少七點，其中應包括感染管制及性別議題之課程；超過十四點者，以十四點計。二、前款以外之醫事人員：（一）達一百二十點。（二）前項第二款至第四款繼續教育課程之積分數，合計至少十二點，其中應包括

感染管制及性別議題之課程；超過二十四點者，以二十四點計。」
由此可知驗光師須達 120 點，驗光生須達 72 點。此外，對於相關
積分方式則於第 14 條規定：「醫事人員繼續教育之實施方式及其
積分，如附表。前項及前條第一項、第二項之繼續教育課程及積
分，應由經中央主管機關認可之醫事人員團體辦理審查認定及採
認。」積分如附錄。

三、驗光人員執業之消極資格

為對驗光人員之執業規範，依據驗光人員法第 8 條第 1 項之規
定：「有下列情形之一者，不得發給執業執照；已領照者，撤銷或
廢止之：一、經撤銷或廢止驗光人員證書。二、經廢止驗光人員執
業執照未滿一年。三、有客觀事實認不能執行業務，經直轄市、縣
（市）主管機關邀請相關專科醫師、驗光人員及學者專家組成小組
認定。」

（一）經撤銷或廢止驗光人員證書

驗光人員法當中有關撤銷或廢止驗光人員證書規範，如第 41
條之規定：「驗光人員將其證照租借他人使用者，廢止其驗光人員
證書。」第 50 條後段之規定：「受廢止執業執照處分仍執行業務
者，得廢止其驗光人員證書。」第 51 條之規定：「驗光所受停業
處分而未停業者，廢止其開業執照；受廢止開業執照處分，仍繼續
開業者，得廢止其負責驗光人員之驗光人員證書。」上述規定係有
關廢止驗光人員證書之規定，因此若有違反上述事項者，則不得發
給執業照，已領照者，撤銷或廢止之。

（二）經廢止驗光人員執業執照未滿一年

　　驗光人員法當中有關經廢止驗光人員執業執照未滿一年規範，如第 45 條之規定：「驗光人員有下列各款情事之一者，處新臺幣二萬元以上十萬元以下罰鍰；其情節重大者，並處一個月以上一年以下停業處分或廢止其執業執照：一、違反第十二條第一項第一款但書或第二項第一款但書規定，為未滿六歲之兒童驗光。二、違反第十二條第三項規定，未將當事人轉介至醫療機構。三、違反第十四條規定，為虛偽之陳述或報告。」第 50 條前段之規定：「驗光人員受停業處分仍執行業務者，廢止其執業執照……。」第 52 條第 1 項之規定：「驗光所受停業處分或廢止開業執照者，應同時對其負責驗光人員予以停業處分或廢止其執業執照。」上述規定係有關廢止驗光人員執業執照未滿一年之規定，因此若有違反上述事項者，則不得發給執業照，已領照者，撤銷或廢止之。

（三）有客觀事實認不能執行業務，經直轄市、縣（市）主管機關邀請相關專科醫師、驗光人員及學者專家組成小組認定

　　此部分，依據驗光人員法第 8 條第 1 項之規定：「前項第三款原因消失後，仍得依本法規定申請執業執照。」因此若該原因消失後，驗光人員仍可以重新申請執業執照。

四、執業處所

　　為強化驗光人員執業管理，參酌相關醫事人員規定，驗光人員執業以一處為限，並應於主管機關核准登記之相關機構為之。驗光人員法第 9 條之規定：「驗光人員執業以一處為限，並應在所在地

直轄市、縣（市）主管機關核准登記之醫療機構、驗光所、眼鏡公司（商號）或其他經中央主管機關認可之機構爲之。但機構間之支援或經事先報准者，不在此限。」由此可知，驗光人員之執業範圍包括醫療機構、驗光所、眼睛公司（商號）、及其他中央主管機關認可之機構等處所則一執業。

又依驗光人員法施行細則第 4 條之規定：「本法第九條所稱眼鏡公司（商號），指公司（商號）登記爲眼鏡批發業或眼鏡零售業者。前項眼鏡公司（商號），應於機構內設立驗光所，始得執行驗光業務。但本法第五十六條第四項另有規定者，從其規定。」有關眼鏡批發業或眼鏡零售業，係指經濟部行業分類而言。

五、歇業與停業之規定

驗光人員法爲健全驗光人員執業管理，確實掌握該專業人員執業動態，於第 10 條第 1 項及第 3 項規定驗光人員停業、歇業、變更執業處所及復業時之辦理程序。此外，由於停業係暫停一定期間之執業，與歇業乃長期停止執業有所不同，法律效果亦異，因此如無客觀區別標準，法令適用及實務執行將衍生不必要之爭議，因此參考一般專技人員法律有關主管機關停業處分期間之法例，於第 2 項規定申請停業之期間限制，超過者即應辦理歇業。而第 4 項則規定驗光人員死亡時，其執業執照之處理。

六、加入公會

驗光人員法爲促進公會組織之健全發展，爰參照相關醫事人員法律立法體例，規定驗光人員應加入公會始得執業，其公會亦不得

拒絕之。因此，第 11 條規定：「驗光師或驗光生執業，應加入所在地驗光師公會或驗光生公會。驗光師公會或驗光生公會不得拒絕具有入會資格者入會。」

七、業務範圍

驗光人員法規範驗光師與驗光生之業務範圍有別，如下說明。

（一）驗光師業務範圍

驗光師依第 12 條第 1 項規定：「驗光師之業務範圍如下：一、非侵入性之眼球屈光狀態測量及相關驗光，包含為一般隱形眼鏡配鏡所為之驗光；十五歲以下者應於眼科醫師指導下為之。但未滿六歲兒童之驗光，不得為之。二、一般隱形眼鏡之配鏡。三、低視力者輔助器具之教導使用。四、其他依醫師開具之照會單或醫囑單所為之驗光。」此部分當初立法考量原因如下：

1. 由於視力異常之原因甚多，眼球疾病亦可能呈現視力異常症狀，稚齡兒童之驗光，常需使用特殊之檢查技術（例如施行全身麻醉），且兒童視力問題，有可能因特殊眼球疾病或神經疾病所致，應及早診斷並治療。為保障病人權益，增進國民視力健康，因此於第 1 項第 1 款但書規定驗光師不得為未滿六歲之兒童驗光。

2. 屈光異常光學矯正隱形眼鏡分為一般用及非一般用，後者如醫療臨床上治療或診斷用角膜塑型鏡片、角膜病變及錐狀角膜鏡片、角膜或眼內術後矯正鏡片等，尚不宜納入驗光師配鏡業務範圍之內，因此於第 1 項第 2 款僅規定，一般隱形眼鏡得由驗光師配鏡。

3. 低視力者使用輔助器具，常需醫師或驗光師予以協助教導，因此

規定於第 1 項第 3 款。

4. 驗光師為醫師從事眼科醫療業務之重要輔助人員，爰於第 1 項第 4 款規定，驗光師亦得依醫師開具之照會單或醫囑單，為其他驗光業務。

（二）驗光生業務範圍

驗光生依第 12 條第 2 項規定：「驗光生之業務範圍如下：一、一般性近視、遠視、散光及老花之驗光，包含為一般隱形眼鏡配鏡所為之驗光；十五歲以下者應於眼科醫師指導下為之。但未滿六歲兒童之驗光，不得為之。二、一般隱形眼鏡之配鏡。三、其他依醫師開具之照會單或醫囑單所為之驗光。」此部分當初立法考量原因已如驗光師之說明，惟亦有考量驗光生之應考資格有別於驗光師，其業務範圍允應適度限縮，以保障國民視力健康。

（三）驗光師與驗光生業務區隔

綜上所述，有關驗光師與驗光生於第 12 條有關業務範圍之區隔主要在於驗光師得以執行低視力者輔助器具之教導使用，而驗光生則於此無明定。再者，有關驗光師與驗光師其他業務之區隔，以驗光人員法第 43 條為例，其規定：「不具驗光人員資格，擅自執行驗光業務者，處新臺幣三萬元以上十五萬元以下罰鍰。但有下列情形之一者，不罰：一、於中央主管機關認可之機構，在醫師、驗光師指導下實習之相關醫學、驗光或視光系、科學生或自取得學位日起五年內之畢業生。二、視力表量測或護理人員於醫師指示下為之。」由上述可知，指導實習者為醫師、驗光師。是以，依據明示

其一，排除其他之原則，意即未被列舉出來的事物即非法規效力所含括，因此對於低視力者輔助器具之教導使用及實習指導等項皆未註明驗光生，可知驗光生非規定可以執行上述之業務。

（四）有關眼科醫師指導之規定

驗光人員法施行細則第 6 條第 1 項對於驗光人員法第 12 條第 1 項第 1 款及第 2 項第 1 款所定應於眼科醫師指導所有規定，其方式包含一為由驗光人員與眼科醫師訂定契約合作；一為由驗光人員參加中央主管機關委託專業法人、團體或機構辦理之特定課程訓練，取得完成訓練證明；發現有特定狀況時，應出具轉介單，至眼科醫師處檢查。

（五）有關隱形眼鏡等之定義

驗光人員法施行細則第 7 條對於驗光人員法第 12 條之所稱一般隱形眼鏡之定義，係指非用於治療或診斷之隱形眼鏡。而稱低視力者，指依身心障礙者鑑定作業辦法第五條附表二身心障礙類別、鑑定向度、程度分級與基準，其視覺功能之障礙程度達 1 以上者（驗光人員法施行細則第 8 條第 1 項）；稱低視力者輔助器具，指以驗光輔助視覺功能之各式光學器具（驗光人員法施行細則第 8 條第 2 項）。

（六）有關轉介事項

考量驗光人員及醫師間之分工關係，驗光人員執行業務，發現視力不能矯正到正常者，應轉介至眼科專科醫師診治。依第 12 條

第 3 項規定：「驗光人員執行業務，發現視力不能矯正至正常者，應轉介至醫療機構診治。」而轉介至醫療機構診治時，應填具轉介單（驗光人員法施行細則第 6 條第 3 項）。對於未將當事人轉介至醫療機構者，處新臺幣二萬元以上十萬元以下罰鍰；其情節重大者，並處一個月以上一年以下停業處分或廢止其執業執照（驗光人員法第 45 條第 1 項第 2 款）。

八、執行業務應紀錄

驗光人員執行業務，有製作紀錄及提供驗光結果報告之義務，以保障當事人權益，並利查考。是以，驗光人員法第 13 條即規定：「驗光人員執行業務，應製作紀錄，簽名或蓋章及加註執行年、月、日，並應依當事人要求，提供驗光結果報告及簽名或蓋章。」對於違反之驗光人員，其於執行業務，未製作紀錄、未依當事人要求提供驗光結果報告、或未依規定於紀錄、驗光結果報告簽名或蓋章，並加註執行年、月、日，處新臺幣一萬元以上五萬元以下罰鍰（驗光人員法第 49 條第 1 項第 1 款）。

九、陳述及報告義務

驗光人員受有關機關詢問時，有據實陳述及報告義務。是以，驗光人員法第 14 條即規定：「驗光人員受衛生、司法或司法警察機關詢問時，不得為虛偽之陳述或報告。」對於違反之驗光人員，其為虛偽之陳述或報告，處新臺幣二萬元以上十萬元以下罰鍰；其情節重大者，並處一個月以上一年以下停業處分或廢止其執業執照（驗光人員法第 45 條第 1 項第 3 款）。

第四節　開業

　　有關開業部分，其主要規範包含，一、驗光所之開業，應符合一定條件、程序及設置標準，並向所在地直轄市或縣（市）主管機關申請。二、驗光人員執行業務年資之採計，朝向由服務機構或公會出具服務證明、相關社會保險加保紀錄及其他相關證明文件綜合認定。三、驗光所名稱之使用或變更，應經核准，以利管理；非驗光所不得使用驗光所之名稱，以健全驗光業務專業開業環境。四、經認可之機構，如特教學校或公益法人等爲推展視力保健設有驗光業務單位或部門者，準用第六項關於驗光所之設置標準等規定。

一、驗光所之設立

　　驗光人員法第 15 條第 1 項規定有關設立申請人事項：「驗光所之設立，應以驗光人員爲申請人，向所在地直轄市、縣（市）主管機關申請核准登記，發給開業執照，始得爲之。」又依醫療法第 10 條之規定：「醫療機構之開業，應向所在地直轄市、縣（市）主管機關申請核准登記，經發給開業執照，始得爲之；其登記事項如有變更，應於事實發生之日起三十日內辦理變更登記。」

（一）設立作業

　　驗光人員法施行細則第 9 條規定有關檢附文書（第 1 項）及履勘（第 2 項）事項，第 1 項之規定：「依本法第十五條第一項規定申請設立驗光所，應塡具申請書，檢附下列書件，並繳納開業

執照費，向所在地直轄市、縣（市）主管機關申請核准登記：一、驗光人員證書正本及其影本一份；正本驗畢後發還。二、國民身分證正本及其影本一份；正本驗畢後發還。三、驗光所平面配置圖及建築物合法使用證明文件。四、依本法第十五條第二項所定驗光人員執行業務證明文件。五、其他依規定應檢具之文件。」第 2 項之規定：「直轄市、縣（市）主管機關對於前項之申請，應派員履勘後，核與規定相符者，始得發給開業執照。」如圖 4.5。

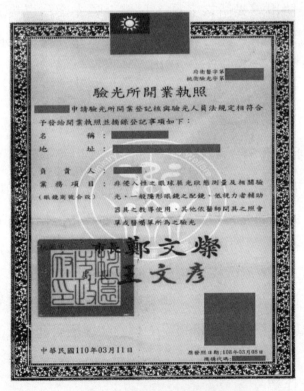

圖 4.5　驗光所開業執照

（二）登記事項

驗光人員法施行細則第 10 條規定有關登記事項內容：「本法第十五條第一項所定驗光所核准登記事項如下：一、名稱、地址及開業執照字號。二、負責驗光人員之姓名、出生年月日、國民身分證統一編號、住址及證書字號。三、執行業務之項目。四、其他依規定應行登記事項。」再者，對於驗光人員設立驗光所，未向主管機關申請開業之罰則，於驗光人員法第 46 條第 1 項第 1 款有規定，處新臺幣二萬元以上十萬元以下罰鍰。

（三）設立資格

驗光人員法第 15 條第 2 項規定有關設立申請人資格並區分驗光師與驗光生不同年資事項：「前項申請設立驗光所之驗光師，以在第九條所定之機構執行業務二年以上者為限；申請設立驗光所之驗光生，以在第九條所定之機構執行業務五年以上者為限。」此外，同法第 3 項對於年資之採計有所規定：「前項執行業務年資之採計，以領有驗光人員證書並依法向直轄市、縣（市）主管機關辦理執業登記者為限。但於本法公布施行前已執行業務者，其實際服務年資得併予採計。」此部分須留意有關辦法施行後與施行前之規範不同，前者規定採計之要件包含領有證書並辦理執業登記，後者僅規範已執行業務之年資。

（四）名稱

1.名稱使用與變更

驗光人員法第 15 條第 4 項規定有關設立名稱等：「驗光所之名稱使用、變更，應以所在地直轄市、縣（市）主管機關核准者為限」。對於使用或變更驗光所名稱未經所在地直轄市、縣（市）主管機關核准，依同法第 48 條第 1 項第 1 款規定：「處新臺幣一萬元以上五萬元以下罰鍰，並令其限期改善；屆期未改善者，處一個月以上一年以下停業處分。」

2.不得使用之規定

驗光人員法第 15 條第 5 項規定：「非驗光所，不得使用驗光所或類似之名稱。」對於非驗光所，而使用了驗光所或類似名稱，依同法第 44 條第 1 項第 2 款之規定：「處新臺幣三萬元以上十五萬元以下罰鍰。」

（五）設置標準

驗光人員法第 15 條第 6 項規定：「驗光所之名稱使用與變更、申請條件、程序及設置標準，由中央主管機關定之。」此部分已有衛福部於民國 105 年 09 月 20 日訂定「驗光所設置標準」，該標準全文 6 條主要規範包含其總樓地板面積（第 2 條）、設施（第 3 條）、教導低視力者使用輔助器具時之設備（第 4 條）、眼鏡公司（商號）內設置之驗光所之標準等（第 5 條）。

再者驗光人員法施行細則亦對名稱等使用有所規範，其第 11 條規定：「本法第十五條第六項所定驗光所名稱之使用、變更，其

名稱應標明驗光所，且不得使用下列名稱：一、單獨使用外文之名稱。二、在同一直轄市、縣（市）區域內，他人已登記使用之名稱。三、使用在同一直轄市、縣（市）區域內，與被撤銷或廢止開業執照未滿一年或受停業處分驗光所相同或類似之名稱。四、使用疾病之名稱。五、使用妨害公共秩序、善良風俗之名稱。六、使用易使人誤會其與政府機關、公益團體有關之名稱。七、其他經中央主管機關規定不得使用之名稱。」此外，施行細則第 15 條，亦針對眼鏡公司設立驗光所之有所規定：「眼鏡公司（商號）內設立驗光所者，該驗光所得與眼鏡公司（商號）共用招牌。驗光所歇業或受撤銷、廢止開業執照處分者，應將其招牌拆除。」而對於違反驗光所設置標準者，驗光人員法第 48 條第 1 項第 2 款規定：「處新臺幣一萬元以上五萬元以下罰鍰，並令其限期改善；屆期未改善者，處一個月以上一年以下停業處分。」

（六）執照滅失或遺失

有關驗光所開業執照滅失或遺失等之規範，訂於驗光人員法施行細則第 12 條，其中第 1 項規定滅失或遺失：「驗光所開業執照滅失或遺失者，應填具申請書，並繳納開業執照費，向原發給開業執照機關申請補發。」第 2 項規定毀損：「驗光所開業執照毀損者，應填具申請書，並繳納補發執照費，連同原開業執照，向原發給開業執照機關申請核發。」

（七）其他機構

驗光人員法第 15 條第 7 項規定：「經中央主管機關依第九條

規定認可之機構，設有驗光業務之單位或部門者，準用前項之規定。」此部分經認可之機構，如特教學校或公益法人等為推展視力保健設有驗光業務單位或部門者，準用第六項關於驗光所之設置標準等規定。

二、負責人

驗光所負責驗光人員之業務督導責任，因此，驗光人員法第16條規定：「驗光所應以其申請人為負責驗光人員，對該機構業務負督導責任。」對於負責驗光人員對驗光所業務未負督導責任者，依同法第48條之規定，「處新臺幣一萬元以上五萬元以下罰鍰，並令其限期改善；屆期未改善者，處一個月以上一年以下停業處分。」

三、代理人

為因應負責驗光人員因故不能執行業務時，其代理人資格、可代理期間及報備應有規定。因此，依據驗光人員法第17條第1項規定：「驗光所之負責驗光人員因故不能執行業務時，應指定合於第十五條第二項規定資格者代理之。」對於負責驗光人員因故不能執行業務，未指定符合資格者代理或代理期間超過四十五日未報請主管機關備查者，依同法第48條第1項第3款之規定，「處新臺幣一萬元以上五萬元以下罰鍰，並令其限期改善；屆期未改善者，處一個月以上一年以下停業處分。」有關代理期間則規定於第2項：「代理期間超過四十五日者，應由被代理者報請原發開業執照機關備查。」

四、停業、歇業等

　　爲利於行政管，驗光所開業狀況異動或變更時，應報請主管機關備查或核准。此部分於驗光人員法第 18 條有所規定。

（一）備查

　　其中第 1 項規定於一定期間辦理：「驗光所停業或歇業時，應自事實發生之日起三十日內，報請原發開業執照機關備查。」未於停業、歇業 30 日內請原發開業執照機關備查者，依同法第 48 條第 1 項第 5 款之規定，「處新臺幣一萬元以上五萬元以下罰鍰，並令其限期改善；屆期未改善者，處一個月以上一年以下停業處分。」

（二）停業期間

　　第 2 項規定停業之期間「前項停業期間，以一年爲限；逾一年者，應辦理歇業。」

（三）變更

　　第 3 項規定變更事項「驗光所登記事項如有變更，應於事實發生之日起三十日內，報請原發開業執照機關核准變更登記。」未於登記事項變更 30 日內請原發開業執照機關核准者，依同法第 48 條第 1 項第 5 款之規定，「處新臺幣一萬元以上五萬元以下罰鍰，並令其限期改善；屆期未改善者，處一個月以上一年以下停業處分。」

（四）遷移或復業

第 4 項規定遷移或復業事項「驗光所遷移或復業者，準用關於設立之規定。」遷移或復業，未辦理開業登記者，依同法第 46 條第 1 項第 2 款之規定，「處新臺幣二萬元以上十萬元以下罰鍰。」

（五）作業事項

有關停業等行政文書作業事項，於驗光人員法施行細則第 13 條、第 14 條有所規定。

1. 申請

第 13 條第 1 項規定申請事項：「驗光所停業、歇業或其登記事項變更，依本法第十八條第一項規定報請備查或依同條第三項規定辦理核准變更登記時，應填具申請書，並檢附開業執照及有關文件，送由原發給開業執照機關依下列規定辦理：一、停業：於其開業執照註明停業日期及理由後發還。二、歇業：註銷其開業登記，並收回開業執照。三、登記事項變更：辦理變更登記。」

2. 規費

第 13 條第 2 項規定繳費規費：「前項第三款登記事項變更，如需換發開業執照，申請人應依規定繳納換發執照費。」

3. 其他

有關驗光所停業後，所屬驗光人員亦須辦理停業等作業，如驗光人員法施行細則第 14 條之規定所示：「驗光所停業、歇業或受停業、撤銷或廢止開業執照處分者，其所屬驗光人員，應依本法第

十條第一項或第三項規定辦理停業、歇業或變更執業處所。」

五、揭示

驗光所應將其開業執照及收費標準予以揭示，以落實管理。依驗光人員法第 19 條之規定：「驗光所應將其開業執照及收費標準，揭示於明顯處。」未將開業執照、收費標準，揭示於明顯處者，依同法第 48 條第 1 項第 6 款之規定，「處新臺幣一萬元以上五萬元以下罰鍰，並令其限期改善；屆期未改善者，處一個月以上一年以下停業處分。」

六、保存紀錄

驗光所執行業務之紀錄及醫師開具之照會單或醫囑單，應依規定保存。依驗光人員法第 20 條之規定：「驗光所執行業務之紀錄及醫師開具之照會單或醫囑單，應妥為保管，並至少保存三年。」對此事項有未妥為保管或保存未滿三年者，依同法第 49 條第 1 項第 2 款之規定：「處新臺幣一萬元以上五萬元以下罰鍰。」此外，驗光所設置標準第 3 條第 1 項第 3 款亦有所規定：「執行業務紀錄之保存設施。」

七、收費

有關驗光所收費規範事項訂於驗光人員法第 21 條，如驗光所收費宜有一定之標準，其收費標準因需考慮地區之差異性，由直轄市、縣（市）主管機關核定之。驗光所收取費用有開給收費明細表

及收據之義務，亦不得違反收費標準，超額或擅立項目收費，以維護當事人權益。

（一）收費標準

第 21 條第 1 項規定：「驗光所收取驗光費用之標準，由直轄市、縣（市）主管機關核定之。」此部分由直轄市、縣（市）主管機關核定。

（二）項目

第 21 條第 2 項規定：「驗光所收取費用，應開給載明收費項目及金額之收據。」收取驗光費用，未開給收費明細表及收據者，依同法第 46 條第 1 項第 3 款之規定：「處新臺幣二萬元以上十萬元以下罰鍰。」

（三）規定

第 21 條第 3 項規定：「驗光所不得違反收費標準，超額或擅立項目收費。」違反收費標準，超額或擅立項目收費者，依同法第 46 條第 1 項第 4 款之規定：「處新臺幣二萬元以上十萬元以下罰鍰。」

八、廣告

為避免驗光所以誇大不實廣告，誤導病人，故嚴格限制廣告內容；另規定非驗光所，不得為驗光廣告。此部分於驗光人員法

第 22 條有所規範。此條文係採正面表列事項，係屬較為嚴格之規範，因為一般皆採負面表列方式，亦即禁止行為以外皆可，惟本法規定可為之行為，其他非允許之內容不可為，可謂屬公平交易法不實廣告規範之特別法規定（李禮仲等，2017）。

（一）事項

第 22 條第 1 項規定：「驗光所之廣告，其內容以下列事項為限：一、驗光所之名稱、開業執照字號、地址、電話及交通路線。二、驗光人員之姓名及證書字號。三、其他經中央主管機關公告容許登載或宣播事項。」廣告內容違反者，依同法第 46 條第 1 項第 5 款之規定：「處新臺幣二萬元以上十萬元以下罰鍰。」

（二）對象

第 22 條第 2 項規定：「非驗光所，不得為驗光廣告。」非驗光所，為驗光廣告者，依同法第 44 條第 1 項第 3 款之規定，「處新臺幣三萬元以上十五萬元以下罰鍰。」此部分於驗光人員法施行細則第 15 條第 2 項之亦有相關規定：「驗光所歇業或受撤銷、廢止開業執照處分者，應將其招牌拆除。」

九、業務招攬

禁止驗光所之驗光人員及其他人員以不正當方法招攬業務或獲取不正當利益，其於驗光人員法第 23 條有所規範：「驗光所不得以不正當方法，招攬業務（第 1 項）。驗光所之驗光人員及其他人員，不得利用業務上之機會，獲取不正當利益（第 2 項）。」對於

違反者，依同法第 46 條第 1 項第 6 款之規定：「處新臺幣二萬元以上十萬元以下罰鍰。」

十、保密義務

驗光師及其執業機構之人員有保守業務上秘密之義務，以保障當事人權益，其於驗光人員法第 24 條有所規範：「驗光人員及其執業機構之人員，對於因業務而知悉或持有他人秘密，不得無故洩漏。」違反者，依同法第 44 條第 1 項第 4 款之規定：「處新臺幣三萬元以上十五萬元以下罰鍰。」此部分於醫療法第 72 條亦有類似之規範：「醫療機構及其人員因業務而知悉或持有病人病情或健康資訊，不得無故洩漏。」違反者，依醫療法第 103 條之規定：「處新臺幣五萬元以上二十五萬元以下罰鍰。」又如其觸犯刑事法律者，並移送司法機關辦理（醫療法 107 條第 1 項）。如為醫事人員，並依各該醫事專門職業法規規定懲處之（醫療法 107 條第 2 項）。

十一、報告義務

驗光所有提出報告、接受檢查及資料蒐集義務。其於驗光人員法第 25 條有所規範：「驗光所應依法令規定或依主管機關之通知，提出報告；並接受主管機關對其人員、設備、衛生、安全、收費情形、作業等之檢查及資料蒐集。」未提出報告、拒絕檢查或資料蒐集者，依同法第 48 條第 1 項第 7 款之規定：「處新臺幣一萬元以上五萬元以下罰鍰，並令其限期改善；屆期未改善者，處一個月以上一年以下停業處分。」此外，主管機關人員執行第 25 條規

定之檢查及資料蒐集時，應出示有關執行職務之證明文件或顯示足資辨別之標誌（驗光人員法施行細則第 16 條）。

第五節 公會

公會部分，主要說明有驗光人員公會主管機關、公會全國聯合會、組織、章程等規範，其說明如下。

一、主管機關及其目的事業主管機關

由於驗光師公會性質上亦屬人民團體法上之職業團體，惟基於管理上之需要而於驗光人員法為不同之規範，是以本法有關驗光師公會之規範，即為人民團體法之特別法。本法未規定者，適用人民團體法有關規定等項。因此其於驗光人員法第 26 條有所規範：「驗光師公會由人民團體主管機關主管。但其目的事業，應受主管機關之指導、監督。」有關驗光師公會之主管機關係為內政部、其目的事業主管機關係為衛福部。

二、公會之體系

有關驗光師公會之體系於驗光人員法第 27 條有所規範：「驗光師公會分直轄市及縣（市）公會，並得設驗光師公會全國聯合會。」

三、組織原則

驗光師公會之組織原則，在同一區域內，同級公會以一個為限。驗光人員法第 28 條有所規範：「驗光師公會之區域，依現有之行政區域；在同一區域內，同級之公會以一個為限。」

四、公會之發起

直轄市、縣（市）驗光師公會發起組織之要件，規範於驗光人員法第 29 條：「直轄市、縣（市）驗光師公會，由該轄區域內驗光師二十一人以上發起組織之；其未滿二十一人者，得加入鄰近區域之公會或共同組織之。」

五、全國聯合會發起

驗光師公會全國聯合會發起組織之要件，規範分之一以上之直轄市、縣（市）驗光師公會完成組織後，始得發起組織。

六、理監事

有關各級驗光師公會之理事、監事、常務理事、常務監事、理事長、候補理事、候補監事之名額及選舉程序，規範於驗光人員法第 31 條。

（一）名額

第 31 條第 1 項規定其名額：「驗光師公會置理事、監事，均於召開會員（會員代表）大會時，由會員（會員代表）選舉之，並

分別成立理事會、監事會，其名額如下：一、縣（市）驗光師公會之理事不得超過二十一人。二、直轄市驗光師公會之理事不得超過二十七人。三、驗光師公會全國聯合會之理事不得超過三十五人。四、各級驗光師公會之理事名額不得超過全體會員（會員代表）人數二分之一。五、各級驗光師公會之監事名額不得超過各該公會理事名額三分之一。」

（二）候補

第 31 條第 1 項規定其候補事項：「各級驗光師公會得置候補理事、候補監事，其名額不得超過各該公會理事、監事名額三分之一。」

（三）常務理監事

第 31 條第 3 項規定其候補事項：「理事、監事名額在三人以上時，得分別互選常務理事及常務監事；其名額不得超過理事或監事總額三分之一，並應由理事就常務理事中選舉一人為理事長；其不置常務理事者，就理事中互選之。常務監事在三人以上時，應互選一人為監事會召集人。」

七、理監事任期

驗光師公會之理事、監事任期及其連選連任之限制，規範於驗光人員法第 32 條：「理事、監事任期均為三年，其連選連任者不得超過二分之一；理事長之連任，以一次為限。」

八、公會全國聯合會理事、監事

驗光師公會全國聯合會理事、監事之當選，及直轄市、縣（市）驗光師公會選派參加全國聯合會之會員代表，不以具一定資格者爲限。其規範驗光人員法第 33 條，其中第 1 項規範理監事當選：「驗光師公會全國聯合會理事、監事之當選，不以直轄市、縣（市）驗光師公會選派參加之會員代表爲限。」第 2 項規範聯合會之代表：「直轄市、縣（市）驗光師公會選派參加驗光師公會全國聯合會之會員代表，不以其理事、監事爲限。」

九、會員大會

會員大會事項規範於驗光人員法第 34 條。其中第 1 項明定召開會員：「驗光師公會每年召開會員（會員代表）大會一次，必要時得召集臨時大會。」第 2 項明定驗光師公會得選出代表，召開會員代表大會之程序規定，其規定：「驗光師公會會員人數超過三百人以上時，得依章程之規定就會員分布狀況劃定區域，按其會員人數比率選出代表，召開會員代表大會，行使會員大會之職權。」

十、申請立案

驗光師公會申請立案之程序，於驗光人員法第 35 條規定：「驗光師公會應訂立章程，造具會員名冊及選任職員簡歷名冊，送請所在地人民團體主管機關立案，並分送中央及所在地主管機關備查。」

十一、章程

　　各級驗光師公會章程應載明之事項，於驗光人員法第 36 條規定：「各級驗光師公會之章程應載明下列事項：一、名稱、區域及會所所在地。二、宗旨、組織及任務。三、會員之入會或出會。四、會員應納之會費及繳納期限。五、會員代表之產生及其任期。六、理事、監事名額、權限、任期及其選任、解任。七、會員（會員代表）大會及理事會、監事會會議之規定。八、會員應遵守之專業倫理規範與公約。九、經費及會計。十、章程之修改。十一、其他依法令規定應載明或處理會務之必要事項。」

十二、決議遵守義務

　　直轄市、縣（市）驗光師公會對驗光師公會全國聯合會之章程及決議有遵守義務，以強化公會之自律功能。此部分於驗光人員法第 3 條規定：「直轄市、縣（市）驗光師公會對驗光師公會全國聯合會之章程及決議，有遵守義務。」

十三、對公會之處分

　　各級驗光師公會如有違反法令、章程等情形，人民團體主管機關及本法主管機關得予一定之處分。此部分於驗光人員法第 38 條規定。其中第 1 項規定處分種類：「驗光師公會有違反法令、章程者，人民團體主管機關得為下列處分：一、警告。二、撤銷其決議。三、撤免其理事、監事。四、限期整理。」第 2 項規定主管機關處分項目：「前項第一款、第二款處分，亦得由主管機關為之。」

十四、對會員之處分

驗光師公會處分會員之事由及其依據，於驗光人員法第 39 條規定：「驗光師公會會員有違反法令或章程之行為者，公會得依章程、理事會、監事會或會員（會員代表）大會之決議處分。」

十五、驗光生公會組織

驗光師及驗光生均係執行驗光業務，明定驗光生公會組織，準用驗光師公會相關規定，此部分驗光人員法第 39 條規定：「驗光生公會，其組織準用本章驗光師公會之規定。」

第六節　罰則

為建立驗光人員之紀律與專業，驗光人員法於第 41 條至第 54 條訂有罰則之規範「應作為」、「不應作為」，其主體包括驗光人員、驗光所、驗光人員公會、負責驗光人員，而處罰之客體則為違反禁止行為（李禮仲等，2017）。區分如下。

一、驗光人員「應作為」而不作為之罰則與樣態

（一）第 47 條第 1 項各款

1. 罰則

處新臺幣一萬元以上五萬元以下罰鍰，並令其限期改善；屆期

未改善者，處一個月以上一年以下停業處分。

2. 樣態

　　違反第七條第一項規定，未辦理執業登記而執行業務；違反第七條第二項規定，執業執照到期未辦理更新仍繼續執行業務；無第九條但書規定情形，而在登記執業地點以外之其他地點執行業務；違反第十條第一項規定，未於停業或歇業事實發生之日起三十日內，報請原發執業執照機關備查；違反第十條第三項規定，變更執業處所或復業，未辦理執業登記；違反第十一條第一項規定，執業時未加入所在地公會。

（二）第 49 條第 1 項第 1 款

1. 罰則

　　處新臺幣一萬元以上五萬元以下罰鍰。

2. 樣態

　　驗光人員違反第十三條規定，執行業務，未製作紀錄、未依當事人要求提供驗光結果報告、或未依規定於紀錄、驗光結果報告簽名或蓋章，並加註執行年、月、日。

（三）第 44 條第 1 項第 4 款

1. 罰則

　　處新臺幣三萬元以上十五萬元以下罰鍰。

2. 樣態

違反第二十四條規定，驗光人員或其執業機構之人員無故洩漏因業務知悉或持有之他人秘密。

（四）第 45 條第 1 項第 2 款

1. 罰則

處新臺幣二萬元以上十萬元以下罰鍰；其情節重大者，並處一個月以上一年以下停業處分或廢止其執業執照。

2. 樣態

違反第十二條第三項規定，未將當事人轉介至醫療機構。

二、驗光人員「不應作為」而作為之罰則與樣態

（一）第 41 條

驗光人員將其證照租借他人使用者，廢止其驗光人員證書。

（二）第 45 條

1. 罰則

處新臺幣二萬元以上十萬元以下罰鍰；其情節重大者，並處一個月以上一年以下停業處分或廢止其執業執照。

2. 樣態

違反第十二條第一項第一款但書或第二項第一款但書規定，爲未滿六歲之兒童驗光；違反第十四條規定，爲虛僞之陳述或報告。

（三）第 50 條

驗光人員受停業處分仍執行業務者，廢止其執業執照；受廢止執業執照處分仍執行業務者，得廢止其驗光人員證書。

三、未具有驗光人員證書「應不作為」而作為之罰則與樣態

（一）第 43 條 1 項

不具驗光人員資格，擅自執行驗光業務者，處新臺幣三萬元以上十五萬元以下罰鍰。

（二）第 44 條第 1 項第 1 款

1. 罰則

處新臺幣三萬元以上十五萬元以下罰鍰。

2. 樣態

違反第五條未領有驗光人員證書，使用驗光人員名稱。

四、驗光所「應作為」而不作為之罰則與樣態

(一) 第 46 條第 1 項第 1 款至第 3 款、第 5 款

1. 罰則

處新臺幣二萬元以上十萬元以下罰鍰。

2. 樣態

違反第十五條第一項規定，驗光人員設立驗光所，未向主管機關申請開業；違反第十八條第四項規定，遷移或復業，未辦理開業登記；違反第二十一條第二項規定，收取驗光費用，未開給收費明細表及收據；廣告內容違反第二十二條第一項規定。

(二) 第 49 條第 1 項第 2 款

1. 罰則

處新臺幣一萬元以上五萬元以下罰鍰。

2. 樣態

驗光所違反第二十條規定，對執行業務之紀錄、醫師開具之照會單或醫囑單，未妥為保管或保存未滿三年。

(三) 第 51 條

驗光所受停業處分而未停業者，廢止其開業執照；受廢止開業執照處分，仍繼續開業者，得廢止其負責驗光人員之驗光人員證書。

五、驗光所「應不作為」而作為之罰則與樣態

（一）第 42 條

驗光所容留未具驗光人員資格人員，擅自執行驗光人員業務者，廢止其開業執照。

（二）第 46 條第 1 項第 4 款、第 6 款

1. 罰則

處新臺幣二萬元以上十萬元以下罰鍰。

2. 樣態

違反第二十一條第三項規定，違反收費標準，超額或擅立項目收費；違反第二十三條規定，以不正當方法招攬業務，或驗光所人員利用業務上之機會獲取不正當利益。

六、非驗光所「應不作為」而作為之罰則與樣態

（一）第 44 條第 1 項第 2 至第 3 款

1. 罰則

處新臺幣三萬元以上十五萬元以下罰鍰。

2. 樣態

違反第十五條第五項規定，非驗光所，使用驗光所或類似名

稱；違反第二十二條第二項規定，非驗光所，爲驗光廣告。

七、負責驗光人員「不應作為」而作為之罰則與樣態

（一）第 48 條第 1 項第 3 款

1. 罰則

處新臺幣一萬元以上五萬元以下罰鍰，並令其限期改善；屆期未改善者，處一個月以上一年以下停業處分。

2. 樣態

違反第十六條規定，負責驗光人員對驗光所業務未負督導責任；違反第十七條第一項規定，負責驗光人員因故不能執行業務，未指定符合資格者代理或代理期間超過四十五日未報請主管機關備查。

（二）第 52 條

1. 罰則

連坐處分。

2. 樣態

驗光所受停業處分或廢止開業執照者，應同時對其負責驗光人員予以停業處分或廢止其執業執照；驗光所之負責驗光人員受停業處分或廢止其執業執照時，應同時對該驗光所予以停業處分或廢止其開業執照。

八、公會「應作為」而不作為之罰則與樣態

（一）第 47 條第 2 項

1. 罰則

由人民團體主管機關處新臺幣一萬元以上五萬元以下罰鍰，並令其限期改善；屆期未改善者，按次處罰。

2. 樣態

驗光師公會或驗光生公會違反第十一條第二項規定者。

第七節　附則

附則係法律文本的附屬，其主要對實施日期等內容規範，不對權利與義務做出規定（李禮仲等，2017）。

一、外國人納入規範

參照相關法例，將外國人應驗光人員考試及其執業納入規範，並規定應依就業服務法規定申請許可後，始得執行業務。此部分驗光人員法於第 55 條規範之。其中第 1 項規定：「外國人得依中華民國法律，應驗光人員考試。」第 2 項規定：「前項考試及格，領有驗光人員證書之外國人，在中華民國執行業務，應依法經申請許可後，始得為之，並應遵守中華民國關於驗光人員之相關法令、專業倫理規範及驗光師公會或驗光生公會章程。」

二、特種考試

　　為顧及本法公布施行前已從事驗光業務人員之權益，爰參照相關醫事人員法律體例，規定驗光師、驗光生特種考試之應考資格、考試期間及次數，並規定於此期間得繼續從事驗光業務之情形，以為過渡；另規定公司或商號登記經營驗光業務者之落日規定，及對眼鏡行之定義，係指公司行號登記為眼鏡批發零售業與驗光配鏡服務業者。

　　此部分驗光人員法於第 56 條規範之。其中第 1 項規定驗光師特種考試：「本法公布施行前曾在醫療機構或眼鏡行從事驗光業務滿三年，並具專科以上學校畢業資格，經中央主管機關審查合格者，得應驗光師特種考試。」第 2 項規定驗光生特種考試：「具下列資格之一，經中央主管機關審查合格者，得應驗光生特種考試：一、本法公布施行前，曾在醫療機構或眼鏡行從事驗光業務滿三年，並具高中、高職以上學校畢業資格。二、本法公布施行前，曾在醫療機構或眼鏡行從事驗光業務滿六年以上，並參加經中央主管機關指定相關團體辦理之繼續教育達一百六十小時以上。」第 3 項規定時間：「前二項特種考試，以本法公布施行後五年內舉辦五次為限。」第 4 項規定排除條款：「符合第一項、第二項規定且曾應驗光師、驗光生特種考試者，於本法公布施行之日前已登記經營驗光業務之公司（商號）或醫療機構從事驗光業務，自本法公布施行起十年內免依第四十三條處罰。」第 5 項規定落日條款：「前項公司（商號），於十年期滿之翌日起，由登記機關廢止其公司（商業）登記之全部或部分登記事項，不得繼續經營驗光業務。」

三、證書等收費標準

　　各級主管機關於核發證書或執照時，得收取相關規費；其收費標準，並授權中央主管機關統一訂定。此部分驗光人員法於第 57 條規範之：「中央或直轄市、縣（市）主管機關依本法核發證書或執照時，得收取證書費或執照費；其收費標準，由中央主管機關定之。」

四、施行細則

　　本法施行細則之訂定機關。此部分驗光人員法於第 58 條規範之：「本法施行細則，由中央主管機關定之。」

第五章　驗光人員法相關爭議案例

　　有關驗光人員法及其相關之法規如驗光人員法施行細則、驗光所設置標準、專門職業及技術人員高等暨普通考試驗光人員考試規則、醫事人員執業登記及繼續教育辦法、醫療法等已於前章所述。本章將以與驗光人員法有關之實務如訴願等案例說明，綜觀驗光人員法有關罰則部分，多數涉及到行政罰（如第 43 條至第 49 條），因此有關案例部分將以涉及到行政罰為主的部分，如訴願等為探討之範圍。

　　訴願係指人民對於中央或地方機關之行政處分，認為違法或不當，致損害其權利或利益者（訴願法第 1 條第 1 項）；或人民因中央或地方機關對其依法申請之案件，於法定期間內應作為而不作為，認為損害其權利或利益者，亦得提起訴願（訴願法第 2 條第 1 項）。而對於行政處分之定義，則如訴願法第 3 條第 1 項所示：「本法所稱行政處分，係指中央或地方機關就公法上具體事件所為之決定或其他公權力措施而對外直接發生法律效果之單方行政行為。」行政爭訟流程如圖 5.1（參臺北市法務局）。

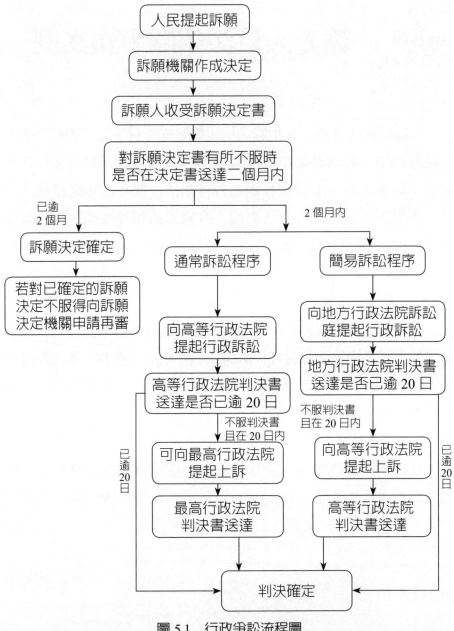

圖 5.1　行政爭訟流程圖

資料來源：臺北市法務局。

第一節　爭議案例分析一

　　上節已針對有關訴願之規範所有說明，此外對於救濟之程序亦有介紹。對於驗光人員在進行下訴願個案分析，提供了必要的知能。本節即對有關訴願個案分析部分，將以與驗光人員法相關之個案爲例。透過訴願個案分析，可了解與驗光人員法相關之行政處分，以及對於驗光人員對於救濟之進行程序，訴願審議情況及訴願決定等事項，對於驗光人員在實務上可參考，一來可避免同樣類似之問題之發生，二來若有相關爭訟，則得以了解實務進行之爭點。以相關訴願決定書爲例，並於說明項提供與驗光人員法相關之規定。訴願決定書之撰寫格式有一定規範（訴願法第 89 條第 1項），包括：一、訴願人姓名等資料。二、有法定代理人或訴願代理人者之資料。三、主文、事實及理由。其係不受理決定者，得不記載事實。四、決定機關及其首長。五、年、月、日。等項。依此檢視相關個案。

一、臺北市 1096101061 號訴願決定書

（一）訴願人與行政處分機關等

　　本件係某驗光生對於臺北市政府衛生局因違反驗光人員法事件，不服原處分機關民國 109 年 3 月 16 日北市衛醫字第1093010477 號裁處書，提起訴願。

（二）主文

訴願駁回。

（三）事實

訴願人領有衛生福利部民國（下同）108 年 7 月 22 日驗生字第 006572 號驗光生證書，惟未向原處分機關申請執業登記。原處分機關依民眾檢舉，於 108 年 10 月 14 日派員至其任職之○○股份有限公司○○店（設本市大安區○○○路○○段○○號○○樓；即○○樓；下稱○○店）稽查，發現訴願人於店內執行驗光業務，乃當場製作醫政檢查紀錄表，嗣於 108 年 10 月 24 日訪談訴願人之受託人○○○（下稱○君）並製作調查紀錄表後，審認訴願人未向原處分機關申請執業登記並取得執業執照，即於○○店執行驗光業務，違反驗光人員法第 7 條第 1 項規定，乃依同法第 47 條第 1 項第 1 款規定，以 109 年 3 月 16 日北市衛醫字第 1093010477 號裁處書，處訴願人新臺幣（下同）1 萬元罰鍰。該裁處書於 109 年 3 月 23 日送達，訴願人不服，於 109 年 3 月 25 日向本府提起訴願，並據原處分機關檢卷答辯（上述事項摘錄自訴願決定書）。

（四）說明：本案相關之法令依據等

本案涉及相關驗光人員法等如第 1 條、第 3 條、第 7 條第 1 項、第 9 條、第 47 條第 1 項第 1 款、驗光人員法施行細則第 4 條等，分述如下：

1. 驗光生係依驗光人員法第 1 條第 2 項：「中華民國國民經驗光生考試及格，並依本法領有驗光生證書者，得充驗光生。」

2. 驗光人員第 3 條規定：「本法所稱主管機關：在中央爲衛生福利部；在直轄市爲直轄市政府；在縣（市）爲縣（市）政府。」是以臺北市爲直轄市之主管機關，而臺北市政府於 107 年 6 月 13 日府衛醫字第 10730189700 號公告：「……本府將『驗光人員法』中有關本府權限事項委任本府衛生局，以該局名義執行之。……。」

3. 有關執業登記依照驗光人員法第 7 條第 1 項規定：「驗光人員應向執業所在地直轄市、縣（市）主管機關申請執業登記，領有執業執照，始得執業。」此部分可透過衛生福利部醫事管理系統醫事人員查詢。訴願人領有衛生福利部 108 年 7 月 22 日驗生字第 006572 號驗光生證書，惟未辦理執業登記。

4. 驗光人員法第 9 條：「驗光人員執業以一處爲限，並應在所在地直轄市、縣（市）主管機關核准登記之醫療機構、驗光所、○○公司（商號）或其他經中央主管機關認可之機構爲之。但機構間之支援或經事先報准者，不在此限。」

5. 有關罰則部分，於驗光人員法第 47 條第 1 項第 1 款規定：「驗光人員有下列各款情事之一者，處新臺幣一萬元以上五萬元以下罰鍰，並令其限期改善；屆期未改善者，處一個月以上一年以下停業處分：一、違反第七條第一項規定，未辦理執業登記而執行業務。」

6. 驗光人員法施行細則第 4 條規定：「本法第九條所稱○○商號），指公司（商號）登記爲眼鏡批發業或眼鏡零售業者。前項○○公司（商號），應於機構內設立驗光所，始得執行驗光業務。……。」

7. 本事項由原衛生局醫政檢查紀錄表有該調查紀錄表並經○君簽名

確認在案。

（五）小結

　　本案綜合上述所提之事實及參酌訴願決定書之理由，本案與驗光人員法等之關聯說明如後。本案經民眾檢舉，該名訴願人即驗光生領有驗光生證書卻未辦理執業登記，而遭臺北市衛生局查察之後於醫政檢查紀錄表紀錄，並裁罰新臺幣 1 萬元罰鍰，該名驗光生不服，而提出訴願。首先，依據訴願法第 1 條之規定，「人民對於中央或地方機關之行政處分，認為違法或不當，致損害其權利或利益者，得依本法提起訴願。」依此規定，查有臺北市衛生局以 109 年 3 月 16 日北市衛醫字第 1093010477 號裁處書，處訴願人新臺幣（下同）1 萬元罰鍰之行政處分在案。是以，該名驗光生得以據此提出訴願無誤。又依據訴願法第 79 條之規定：「訴願無理由者，受理訴願機關應以決定駁回之。」而本案之主文為訴願駁回。

　　再者，就行政處分之事實而論，訴願人依驗光人員法第 1 條第 2 項：「中華民國國民經驗光生考試及格，並依本法領有驗光生證書者，得充驗光生。」經查訴願人領有驗光生證書（006572）在案，係為驗光人員人法所規範之對象，自當適用驗光人員法及其相關規定。又依該法有關執業登記依照驗光人員法第 7 條第 1 項規定：「驗光人員應向執業所在地直轄市、縣（市）主管機關申請執業登記，領有執業執照，始得執業。」再者，驗光人員法第 47 條第 1 項第 1 款規定：「驗光人員有下列各款情事之一者，處新臺幣一萬元以上五萬元以下罰鍰，並令其限期改善；屆期未改善者，處一個月以上一年以下停業處分：一、違反第七條第一項規定，未辦

理執業登記而執行業務。」此部分屬驗光人員「應作爲」而不作爲之罰則與樣態。

最後，訴願人經查察後發現確有無登記之事項，因而由衛生局依上述規定及事實認定裁罰新臺幣 1 萬元。綜上，訴願審議委員會依訴願法第 79 條第 1 項認定爲無理由，決定如主文。另該訴願決定書依據訴願法第 90 條規定註記內容：「如對本決定不服者，得於本決定書送達之次日起 2 個月內，向臺灣臺北地方法院行政訴訟庭提起行政訴訟。」

第二節　爭議案例分析二

一、臺中市 1110761 號訴願決定書

（一）訴願人與行政處分機關等

訴願人因違反驗光人員法事件，不服本府衛生局民國 111 年 10 月 5 日中市衛醫字第 1110136926 號函附裁處書（序號 11109247），提起訴願。

（二）主文

訴願駁回。

（三）事實

緣訴願人爲本市○○驗光所之負責人。經民眾向原處分機關檢

舉，訴願人於○○驗光所臉書（網址：https://www.facebook.com/
rayvision.opt/?_rdr）刊登：「○○驗光所、祝全天下的爸比媽咪、
父親節快樂、即日起至 8/31、○○驗光所幫大家照顧爸爸們的眼
睛、帶爸爸來○○可以免費體驗乙次『視力健檢』……。」等文
句。經原處分機關於 111 年 8 月 8 日查獲訴願人上述涉違反驗光
業務廣告之文句，原處分機關以 111 年 8 月 18 日中市衛醫字第
1110112326 號函通知訴願人陳述意見，訴願人於 111 年 8 月 25 日
回復陳述意見。原處分機關審酌訴願人之陳述意見及調查事證之結
果，爰認違反驗光人員法第 23 條規定屬實，以 111 年 10 月 5 日以
中市衛醫字第 1110136926 號函附行政處分書（序號 11109247），
裁處最低額度新臺幣 2 萬元罰鍰。訴願人不服，向本府提起訴願，
並據原處分機關檢卷答辯到府（上述事項摘錄自訴願決定書）。

（四）說明：本案相關之法令依據等

1. 有關主管機關規範於驗光人員法第 3 條：「本法所稱主管機關：
   在中央為衛生福利部；在直轄市為直轄市政府；在縣（市）為縣
   （市）政府。」因本案發生於臺中市，因此臺中市政府為主管機
   關，又依據臺中市政府組織權限劃分自治條例第 2 條：「中央
   法令明定直轄市政府為地方主管機關，而使本市取得地方自治團
   體管轄權者，本府得以組織自治條例及相關機關組織規程為權
   限劃分。……。」及臺中市政府 107 年 12 月 18 日府授衛醫字第
   10703060251 號公告：「臺中市政府 107 年 12 月 18 日府授衛醫
   字第 10703060251 號公告：「主旨：公告臺中市政府關於驗光人
   員法及其子法所定主管機關之權限，劃分由臺中市政府衛生局執

行。……公告事項：臺中市政府衛生局執行驗光人員法及其子法之主管機關權限。……。」因臺中市政府依據上開規定，授權臺中市政府衛生局執行驗光人員法及其子法之主管機關權限。

2. 有關執業登記規範於第 7 條第 1 項：「驗光人員應向執業所在地直轄市、縣（市）主管機關申請執業登記，領有執業執照，始得執業。」

3. 有關驗光人員業務範圍規範於第 12 條第 1 項：「驗光師之業務範圍如下：一、非侵入性之眼球屈光狀態測量及相關驗光，包含為一般隱形眼鏡配鏡所為之驗光；15 歲以下者應於眼科醫師指導下為之。但未滿 6 歲兒童之驗光，不得為之。二、一般隱形眼鏡之配鏡。三、低視力者輔助器具之教導使用。四、其他依醫師開具之照會單或醫囑單所為之驗光。」第 2 項：「驗光生之業務範圍如下：一、一般性近視、遠視、散光及老花之驗光，包含為一般隱形眼鏡配鏡所為之驗光；15 歲以下者應於眼科醫師指導下為之。但未滿 6 歲兒童之驗光，不得為之。二、一般隱形眼鏡之配鏡。三、其他依醫師開具之照會單或醫囑單所為之驗光。」

4. 有關驗光所廣告規範於第 22 條第 1 項：「驗光所之廣告，其內容以下列事項為限：一、驗光所之名稱、開業執照字號、地址、電話及交通路線。二、驗光人員之姓名及證書字號。三、其他經中央主管機關公告容許登載或宣播事項。」第 2 項：「非驗光所，不得為驗光廣告。」

5. 有關驗光所業招攬等規範於第 23 條第 1 項：「驗光所不得以不正當方法，招攬業務。」第 2 項：「驗光所之驗光人員及其他人員，不得利用業務上之機會，獲取不正當利益。」

6. 有關違反第 23 條之相關罰則，依第 46 條第 1 項規定：「處新臺幣 2 萬元以上 10 萬元以下罰鍰。」又同法第 2 項規定違反第 23 條者，「……除依前項規定處罰外，並令其限期改善或將超收部分退還當事人；屆期未改善或退還者，處 1 個月以上 1 年以下停業處分或廢止其開業執照。」且又同法第 3 項規定，「違反第 23 條第 2 項規定者，除依第 1 項規定處罰外，對其行為人亦處以第 1 項之罰鍰。」

7. 有關醫事人員定義規範於醫療法第 10 條：「本法所稱醫事人員，係指領有中央主管機關核發之醫師、……驗光師、……驗光生及其他醫事專門職業證書之人員。」

8. 此外，醫療法亦規定業務招攬，規範於第 61 條第 1 項：「醫療機構，不得以中央主管機關公告禁止之不正當方法，招攬病人。」第 2 項：「醫療機構及其人員，不得利用業務上機會獲取不正當利益。」

9. 醫事人員執業登記及繼續教育辦法亦有醫事人員之定義，其第 2 條第 1 項規定：「本辦法所稱醫事人員，指醫師、……驗光師及驗光生。」

10. 有關不正當方法招攬病人之補充，如改制前行政院衛生署（現衛生福利部）於 94 年 3 月 17 日以衛署醫字第 0940203047 號公告事項。其為「主旨：公告醫療法第 61 條第 1 項所稱禁止之不正當方法。依據：醫療法第 61 條第 1 項。公告事項：一、醫療機構禁止以下列不正當方法招攬病人：（一）公開宣稱就醫即贈送各種形式之禮品、折扣、彩券、健康禮券、醫療服務，或於醫療機構慶祝活動贈送免費兌換券等情形。（二）以多層次傳銷或仲介之方式。（三）未經主管機關核備，擅自派員外出辦

理義診、巡迴醫療、健康檢查或勞工健檢等情形。（四）宣傳
優惠付款方式，如：無息貸款、分期付款、低自備款、治療完
成後再繳費等。」

11.有關不正當方式宣傳之函釋，亦有衛生福利部 105 年 11 月 17
日衛部醫字第 1051667434 號函在案，其爲「醫療法第 86 條
第 7 款所稱「以其他不正當方式爲宣傳」之範圍，指符合下
列各點情形之一宣傳：……十一、以優惠、團購、直銷、消費
券、預付費用、贈送療程或針劑等具有意圖促銷之醫療廣告宣
傳。……。」

（五）小結

　　本案綜合上述所提之事實及參酌訴願決定書之理由，本案與驗
光人員法等之關聯說明如後。本案經民眾檢舉，該名訴願人涉違反
驗光業務廣告之文句，而遭臺中市衛生局查察之後，審酌訴願人
之陳述意見及調查事證之結果，認違反驗光人員法第 23 條規定屬
實，並裁罰新臺幣 2 萬元罰鍰，訴願人不服，而提出訴願。

　　首先，依據訴願法第 1 條之規定，「人民對於中央或地方機關
之行政處分，認爲違法或不當，致損害其權利或利益者，得依本法
提起訴願。」依此規定，查有臺中市衛生局以 111 年 10 月 5 日以
中市衛醫字第 1110136926 號函附行政處分書，處訴願人新臺幣 2
萬元罰鍰之行政處分在案。是以，該名驗光所負責人得以據此提出
訴願無誤。又依據訴願法第 79 條之規定：「訴願無理由者，受理
訴願機關應以決定駁回之。」而本案之主文爲訴願駁回。

　　再者，就行政處分之事實而論，若查察驗光所負責人具備驗

光人員法所規定之驗光人員資格、且驗光所之登記亦符合相關規定後，本案之爭點主要在於檢視是否有違反驗光人員法第 23 條第 1 項之規定：「驗光所不得以不正當方法，招攬業務。」及第 2 項之規定：「驗光所之驗光人員及其他人員，不得利用業務上之機會，獲取不正當利益。」而由於此部分不正當方法之敘述係抽象文字，須參考相關函釋或補充事項等資料，方得以具體判斷其違法事項。再者，驗光人員係屬醫事人員，相關之醫療法等若對於醫事人員於不正當招攬業務之有所規範者，亦屬適用驗光人員。因此，對於 94 年 3 月 17 日以衛署醫字第 0940203047 號公告事項。其為「主旨：公告醫療法第 61 條第 1 項所稱禁止之不正當方法；衛生福利部 105 年 11 月 17 日衛部醫字第 1051667434 號函釋於法律解釋不正當招攬業務等，對此驗光人員宜更加須注意。

最後，訴願人經查察後發現確有違反驗光業務廣告之文句之事項，因而由衛生局依上述規定及事實認定裁罰新臺幣 2 萬元。綜上，訴願審議委員會依訴願法第 79 條第 1 項認定為無理由，決定如主文。另該訴願決定書依據訴願法第 90 條規定註記內容：「如對本決定不服者，得於本決定書送達之次日起 2 個月內，向臺灣臺中地方法院行政訴訟庭提起行政訴訟。」

第三節　爭議案例分析三

一、高雄市 108080694 號訴願決定書

（一）訴願人與行政處分機關等

本件係某診所對於高雄市政府衛生局因驗光人員法事件，不服原處分機關 108 年 6 月 28 日高市衛醫字第 10834977200 號行政裁處書所為之處分，提起訴願。

（二）主文

訴願駁回。

（三）事實

原處分機關所屬本市○○區衛生所（下稱○○區衛生所）於 108 年○月 3 日 15 時○分許派員至本市○○診所（下稱系爭診所）稽查，發現系爭診所僱用之訴願人不具驗光人員資格，擅自執行驗光業務，並經系爭診所之負責醫師○○○（下稱○員）簽章確認。嗣○○區衛生所於 108 年○月 18 日派員至系爭診所給予訴願人陳述意見之機會，並作成陳述意見紀錄，由訴願人簽名確認在案。案經原處分機關審酌調查事實證據及陳述意見後，仍認訴願人違反驗光人員法第 43 條規定之事實明確，乃裁處新臺幣 3 萬元罰鍰。訴願人不服，遂提起本訴願，並據原處分機關檢卷答辯到府（上述事項摘錄自訴願決定書）。

（四）說明：本案相關之法令依據等

本案涉及相關驗光人員法等如第 12 條第 1 項及第 2 項、第 43 條、驗光人員法施行細則第 17 條等，分述如下：

1. 有關驗光人員業務範圍係依驗光人員法第 12 條第 1 項及第 2 項規定：「驗光師之業務範圍如下：一、非侵入性之眼球屈光狀態測量及相關驗光，包含為一般隱形眼鏡配鏡所為之驗光；15 歲以下者應於眼科醫師指導下為之。但未滿 6 歲兒童之驗光，不得為之。二、一般隱形眼鏡之配鏡。三、低視力者輔助器具之教導使用。四、其他依醫師開具之照會單或醫囑單所為之驗光。驗光生之業務範圍如下：一、一般性近視、遠視、散光及老花之驗光，包含為一般隱形眼鏡配鏡所為之驗光；15 歲以下者應於眼科醫師指導下為之。但未滿 6 歲兒童之驗光，不得為之。二、一般隱形眼鏡之配鏡。三、其他依醫師開具之照會單或醫囑單所為之驗光。」

2. 有關不具驗光人員而執業之罰則係依第 43 條之規定：「不具驗光人員資格，擅自執行驗光業務者，處新臺幣 3 萬元以上 15 萬元以下罰鍰。但有下列情形之一者，不罰：一、於中央主管機關認可之機構，在醫師、驗光師指導下實習之相關醫學、驗光或視光系、科學生或自取得學位日起 5 年內之畢業生。二、視力表量測或護理人員於醫師指示下為之。」

3. 有關驗光業務係依驗光人員法施行細則第 17 條之規定：「本法第 43 條所稱驗光業務，指本法第 12 條第 1 項及第 2 項各款之業務。」

4. ○○區衛生所於 108 年○月 3 日派員至系爭診所稽查，發現系爭

診所僱用之訴願人不具驗光人員資格，擅自執行驗光業務，經該診所負責醫師○員現場簽章確認。

（五）小結

本案綜合上述所提之事實及參酌訴願決定書之理由，本案與驗光人員法等之關聯說明如後。本案經民眾檢舉，發現系爭診所僱用之訴願人不具驗光人員資格，擅自執行驗光業務，而遭高雄市衛生局稽查之後，裁處新臺幣 3 萬元罰鍰。首先，依據訴願法第 1 條之規定，「人民對於中央或地方機關之行政處分，認為違法或不當，致損害其權利或利益者，得依本法提起訴願。」依此規定，查有高雄市衛生局 108 年 6 月 28 日高市衛醫字第 10834977200 號行政裁處書，處訴願人新臺幣 3 萬元罰鍰之行政處分在案。是以，訴願人得以據此提出訴願無誤。又依據訴願法第 79 條之規定：「訴願無理由者，受理訴願機關應以決定駁回之。」而本案之主文為訴願駁回。

再者，就行政處分之事實而論，有關驗光人員業務範圍係依驗光人員法第 12 條第 1 項及第 2 項即有規定驗光師與驗光生之業務範圍區隔。而對有關驗光業務係依驗光人員法施行細則第 17 條之規定：「本法第 43 條所稱驗光業務，指本法第 12 條第 1 項及第 2 項各款之業務。」再者，對於不具驗光人員而執業之罰則，係依第 43 條之規定：「不具驗光人員資格，擅自執行驗光業務者，處新臺幣 3 萬元以上 15 萬元以下罰鍰。但有下列情形之一者，不罰：一、於中央主管機關認可之機構，在醫師、驗光師指導下實習之相關醫學、驗光或視光系、科學生或自取得學位日起 5 年內之畢業

生。二、視力表量測或護理人員於醫師指示下為之。」此部分屬未具有驗光人員證書「應不作為」而作為之罰則與樣態。

最後，訴願人經稽查後發現確有不具驗光人員資格，擅自執行驗光業務之事項，因而由衛生局依上述規定及事實認定裁罰新台幣 3 萬元。綜上，訴願審議委員會依訴願法第 79 條第 1 項認定為無理由，決定如主文。另該訴願決定書依據訴願法第 90 條規定註記內容：「如對本決定不服者，得於本決定書送達之次日起 2 個月內，向臺灣高雄地方法院行政訴訟庭提起行政訴訟。」

第四節　爭議案例分析四

一、高雄市 107121254 號訴願決定書

（一）訴願人與行政處分機關等

訴願人因驗光人員法事件，不服原處分機關 107 年 9 月 17 日高市衛醫字第 10737006602 號行政裁處書所為之處分，提起訴願。

（二）主文

原處分撤銷，由原處分機關於 2 個月內另為處分。

（三）事實

原處分機關派員查察發現訴願人於「○○○線上購物」網站中登載免費驗光檢查之驗光廣告，認其非屬驗光所而有從事驗光廣

告之情事，爰於 107 年 7 月 3 日予以舉發，並給予陳述意見之機會。訴願人雖分別於 107 年 7 月 5 日、7 月 17 日及 8 月 2 日提出書面陳述意見，惟經原處分機關審酌調查事實證據及陳述意見之結果，仍認訴願人違反驗光人員法第 22 條第 2 項規定之事實明確，爰依同法第 44 條第 3 款規定，裁處新臺幣 3 萬元罰鍰。訴願人不服，遂提起本訴願，並據原處分機關檢卷答辯到府（上述事項摘錄自訴願決定書）。

（四）說明：本案相關之法令依據等

　　本案涉及相關驗光人員法等如第 1 條、第 9 條、第 15 條第 1 項、第 22 條、第 44 條、第 56 條、驗光人員法施行細則第 11 條、細則第 15 條第 1 項、驗光所設置標準第 5 條等，分述如下：

1. 驗光人員法第 1 條針對驗光人員定義：「中華民國國民經驗光師考試及格，並依本法領有驗光師證書者，得充驗光師。中華民國國民經驗光生考試及格，並依本法領有驗光生證書者，得充驗光生。本法所稱之驗光人員，指前 2 項之驗光師及驗光生。」

2. 驗光人員法第 9 條針對執業處所規定：「驗光人員執業以 1 處為限，並應在所在地直轄市、縣（市）主管機關核准登記之醫療機構、驗光所、眼鏡公司（商號）或其他經中央主管機關認可之機構為之。」

3. 第 15 條第 1 項規定申請人：「驗光所之設立，應以驗光人員為申請人，向所在地直轄市、縣（市）主管機關申請核准登記，發給開業執照，始得為之。」，第 15 條第 5 項規範驗光所名稱之使用：「非驗光所，不得使用驗光所或類似之名稱。」15 條第 6

項規範驗光所名稱變更等：「驗光所之名稱使用與變更、申請條件、程序及設置標準，由中央主管機關定之。」

4. 第 22 條規定廣告事項，其中第 1 項規範廣告範圍：「驗光所之廣告，其內容以下列事項為限：一、驗光所之名稱、開業執照字號、地址、電話及交通路線。二、驗光人員之姓名及證書字號。三、其他經中央主管機關公告容許登載或宣播事項。」第 2 項則規定僅驗光所可為驗光廣告「非驗光所，不得為驗光廣告。」

5. 對於非驗光所，而為驗光廣告，則依第 44 條規定處新臺幣 3 萬元以上 15 萬元以下罰鍰。

6. 有關早期登記之公司之特殊條件，規範於第 56 條第 4 項及第 5 項：「……符合第 1 項、第 2 項規定且曾應驗光師、驗光生特種考試者，於本法公布施行之日前已登記經營驗光業務之公司（商號）或醫療機構從事驗光業務，自本法公布施行起 10 年內免依第 43 條處罰。前項公司（商號），於 10 年期滿之翌日起，由登記機關廢止其公司（商業）登記之全部或部分登記事項，不得繼續經營驗光業務。」

7. 對於眼鏡公司之定義，則於驗光人員法施行細則第 4 條第 1 項規定：「本法第 9 條所稱眼鏡公司（商號），指公司（商號）登記為眼鏡批發業或眼鏡零售業者。」又同細則第 11 條規定：「本法第 15 條第 6 項所定驗光所名稱之使用、變更，其名稱應標明驗光所……。」

8. 施行細則第 15 條第 1 項規定共用招牌事項：「眼鏡公司（商號）內設立驗光所者，該驗光所得與眼鏡公司（商號）共用招牌。」

9. 驗光所設置標準第 5 條規定驗光所面積等：「眼鏡公司（商號）內設置之驗光所，其總樓地板面積，不得小於 5 平方公尺，並設

有下列設施、設備……。」

（五）小結

　　本案綜合上述所提之事實及參酌訴願決定書之理由，本案與驗光人員法等之關聯說明如後。本案經原處分單位派員查察發現訴願人於「○○○線上購物」網站中登載免費驗光檢查之驗光廣告，認其非屬驗光所而有從事驗光廣告之情事，而遭高雄市衛生局稽查之后，裁處新臺幣 3 萬元罰鍰。首先，依據訴願法第 1 條之規定，「人民對於中央或地方機關之行政處分，認為違法或不當，致損害其權利或利益者，得依本法提起訴願。」依此規定，查有 107 年 9 月 17 日高市衛醫字第 10737006602 號行政裁處書所，處訴願人新臺幣 3 萬元罰鍰之行政處分在案。是以，訴願人得以據此提出訴願無誤。又依據訴願法第 81 條略以，「訴願有理由者，受理訴願機關應以決定撤銷原行政處分之全部或一部……。」訴願法第 82 條「略以對於依第二條第一項提起之訴願，受理訴願機關認為有理由者，應指定相當期間，命應作為之機關速為一定之處分……。」是以本案之主文為原處分撤銷，由原處分機關於 2 個月內另為處分。

　　再者，就行政處分之事實而論，本案涉及諸多驗光人員法等相關條文，除先確認是否依據驗光人員法第 1 條針對驗光人員釐清外，本案主要之爭點在於第 22 條規定廣告事項，其中第 1 項規範廣告範圍：「驗光所之廣告，其內容以下列事項為限：一、驗光所之名稱、開業執照字號、地址、電話及交通路線。二、驗光人員之姓名及證書字號。三、其他經中央主管機關公告容許登載或宣播事項。」第 2 項則規定僅驗光所可為驗光廣告「非驗光所，不得為驗

光廣告」。因此，驗光所之廣告，必須是驗光所方可行之，以及要先釐清訴願人與驗光所之關聯，包含驗光人員法第15條之規定，即驗光所之設立，應以驗光人員為申請人等規範。而此又涉及驗光人員法第9條對於執業處所之規範，早期人員資格（驗光人員法第56條），而對眼鏡公司的定義則必須再行檢視驗光人員法施行細則第4條第1項規定，驗光所名稱等規範則須參考細則第11條規定，眼鏡公司與驗光所之關聯則須再檢視施行細則第15條第1項及驗光所設置標準第5條規定驗光所面積等事項。是以，本案雖爭點在於第22條有關驗光所廣告事項，然相關前提包含是否為驗光人員（第1條）、驗光人員執業處所（第9條）是否設立驗光所（第15條）、是否有特殊條件（第56條）、眼鏡公司與驗光所之關聯（驗光人員法施行細則第4條第1項、細則第11條、施行細則第15條第1項）及驗光所面積等（驗光所設置標準第5條），進行綜合判斷後，方能釐清。

　　最後，訴願審議會以「行政機關應依職權調查證據，不受當事人主張之拘束，對當事人有利及不利事項一律注意」（行政程序法第36條）及「行政機關為處分或其他行政行為，應斟酌全部陳述與調查事實及證據之結果，依論理及經驗法則判斷事實之真偽」（行政程序法第43條）等事項，認為原處分機關未予審酌相關情事，遽認訴願人非屬驗光所而有從事驗光廣告之情事，並依同驗光人員法第44條第3款規定予以處分新臺幣3萬元罰鍰，容有率斷之嫌。綜上，訴願審議委員會審議本件訴願為有理由，爰依訴願法第81條第1項前段及第2項規定，決定如主文。

　　另該訴願決定書依據訴願法第90條規定註記內容：「如不服本決定，得於本決定書送達之次日起2個月內，向臺灣高雄地方法

院行政訴訟庭提起行政訴訟。」

第五節　爭議案例分析五

一、衛福部 1113161235 號訴願決定書

（一）訴願人與行政處分機關等

訴願人因違反驗光人員法事件，不服桃園市政府 111 年 5 月 24 日府衛醫字第 1110137789 號行政裁處書，提起訴願。

（二）主文

訴願駁回

（三）事實

緣訴願人原係執業登記於「○○○驗光所」（以下稱小林眼鏡○○○所）之驗光人員，於 111 年 4 月 18 日停業、5 月 18 日辦理停業登記，經原處分機關桃園市政府審認訴願人未於停業事實發生之日起 30 日內，依規定報請原發執業執照機關備查，違反驗光人員法第 10 條第 1 項規定，爰依同法第 47 條第 1 項規定，以 111 年 5 月 24 日府衛醫字第 1110137789 號行政裁處書處訴願人新臺幣 1 萬元罰鍰。訴願人不服，經原處分機關層轉向本部提起訴願，並由原處分機關檢卷答辯到部（上述事項摘錄自訴願決定書）。

（四）說明：本案相關之法令依據等

　　本案涉及相關驗光人員法等如第10條、第47條第1項第4款、驗光人員法施行細則第5條第1項第1款等，分述如下：

1. 有關驗光人員停業等事項於驗光人員法第10條規定：「驗光人員停業或歇業時，應自事實發生之日起三十日內，報請原發執業執照機關備查（第1項）。前項停業之期間，以一年爲限；逾一年者，應辦理歇業（第2項）。驗光人員變更執業處所或復業者，準用第七條關於執業之規定（第3項）。驗光人員死亡者，由原發執業執照機關註銷其執業執照（第4項）。」

2. 有關違反第10條第1項規定者，於第47條第1項第4款明訂：「四、違反第十條第一項規定，未於停業或歇業事實發生之日起三十日內，報請原發執業執照機關備查。」並有罰則「驗光人員有下列各款情事之一者，處新臺幣一萬元以上五萬元以下罰鍰，並令其限期改善；屆期未改善者，處一個月以上一年以下停業處分。」

3. 有關停業等規定須填具申請書，於驗光人員法施行細則第5條第1項第1款規定：「驗光人員停業、歇業，依本法第10條第1項規定報請備查時，應填具申請書，並檢附執業執照及有關文件，送由原發給執業執照機關依下列規定辦理：一、停業：登記其停業日期及理由後，發還其執業執照。」

（五）小結

　　本案綜合上述所提之事實及參酌訴願決定書之理由，本案與驗光人員法等之關聯說明如後。本案經原處分機關桃園市政府審認訴

願人未於停業事實發生之日起 30 日內，依規定報請原發執業執照機關備查，處訴願人新臺幣 1 萬元罰鍰。首先，依據訴願法第 1 條之規定，「人民對於中央或地方機關之行政處分，認為違法或不當，致損害其權利或利益者，得依本法提起訴願。」依此規定，查有桃園市政府 111 年 5 月 24 日府衛醫字第 1110137789 號行政裁處書，處訴願人新臺幣 1 萬元罰鍰之行政處分在案。是以，訴願人得以據此提出訴願無誤。又依據訴願法第 79 條之規定：「訴願無理由者，受理訴願機關應以決定駁回之。」而本案之主文為訴願駁回。

　　再者，就行政處分之事實而論，有關驗光人員停業等事項於驗光人員法第 10 條規定：「驗光人員停業或歇業時，應自事實發生之日起三十日內，報請原發執業執照機關備查（第 1 項）。」有關停業等規定須填具申請書，於驗光人員法施行細則第 5 條第 1 項第 1 款規定：「驗光人員停業、歇業，依本法第 10 條第 1 項規定報請備查時，應填具申請書，並檢附執業執照及有關文件，送由原發給執業執照機關依下列規定辦理：一、停業：登記其停業日期及理由後，發還其執業執照。」違反第 10 條第 1 項規定者，於第 47 條第 1 項第 4 款明訂：「四、違反第十條第一項規定，未於停業或歇業事實發生之日起三十日內，報請原發執業執照機關備查。」並有罰則「驗光人員有下列各款情事之一者，處新臺幣一萬元以上五萬元以下罰鍰，並令其限期改善；屆期未改善者，處一個月以上一年以下停業處分。」此部分屬驗光人員「應作為」而不作為之罰則與樣態。

　　最後，訴願人經查核後發現確有未於停業事實發生之日起 30 日內，依規定報請原發執業執照機關備查事項，因而由桃園市依上

述規定及事實認定裁罰新臺幣 1 萬元。綜上，訴願審議委員會依訴願法第 79 條第 1 項認定爲無理由，決定如主文。另該訴願決定書依據訴願法第 90 條規定註記內容：「如對本決定不服者，得於本決定書送達之次日起 2 個月內，向臺灣桃園地方法院行政訴訟庭提起行政訴訟。」

第六節　爭議案例分析六

一、衛福部 1113160968 號訴願決定書

（一）訴願人與行政處分機關等

訴願人因違反驗光人員法事件，不服新竹市政府 111 年 1 月 3 日府授衛醫字第 1100147633 號行政裁處書，提起訴願。

（二）主文

原處分撤銷，由原處分機關於 2 個月內另爲適法之處理。.

（三）事實

緣訴願人領有驗光師證書，於未設置驗光所之○○眼鏡公司（地址：○○市○○路○段○○○號）執行驗光業務，經新竹市衛生局依民眾檢舉查證屬實，原處分機關新竹市政府審認訴願人違反驗光人員法第 9 條規定，爰依同法第 47 條第 1 項第 3 款規定，以 111 年 1 月 3 日府授衛醫字第 1100147633 號行政裁處書處新臺幣 1

萬元罰鍰。訴願人不服，經原處分機關層轉向本部提起訴願，並由原處分機關檢卷答辯到部（上述事項摘錄自訴願決定書）。

（四）說明：本案相關之法令依據等

　　本案涉及相關驗光人員法等如第1條、第7條第1項、第9條、第47條第1項第1款、第47條第1項第3款等，分述如下：

1. 驗光人員法第1條針對驗光人員定義：「中華民國國民經驗光師考試及格，並依本法領有驗光師證書者，得充驗光師。中華民國國民經驗光生考試及格，並依本法領有驗光生證書者，得充驗光生。本法所稱之驗光人員，指前2項之驗光師及驗光生。」

2. 驗光人員法第7條第1項規定執登事項：「驗光人員應向執業所在地直轄市、縣（市）主管機關申請執業登記，領有執業執照，始得執業。」

3. 驗光人員法第9條針對執業處所規定：「驗光人員執業以1處為限，並應在所在地直轄市、縣（市）主管機關核准登記之醫療機構、驗光所、眼鏡公司（商號）或其他經中央主管機關認可之機構為之。但機構間之支援或經事先報准者，不在此限。」

4. 有關違反第7條第1項規定，未辦理執業登記而執行業務，依第47條第1項第1款規定：「處新臺幣一萬元以上五萬元以下罰鍰，並令其限期改善；屆期未改善者，處一個月以上一年以下停業處分。」

5. 有關違反無第九條但書規定情形，而在登記執業地點以外之其他地點執行業務，依第47條第1項第3款規定：「驗光人員有下列各款情事之一者，處新臺幣一萬元以上五萬元以下罰鍰，並令

其限期改善；屆期未改善者，處一個月以上一年以下停業處分。」

（五）小結

　　本案綜合上述所提之事實及參酌訴願決定書之理由，本案與驗光人員法等之關聯說明如後。本案經原處分機關新竹市政府審認訴願人無第九條但書規定情形，而在登記執業地點以外之其他地點執行業務，處訴願人新臺幣 1 萬元罰鍰。首先，依據訴願法第 1 條之規定，「人民對於中央或地方機關之行政處分，認為違法或不當，致損害其權利或利益者，得依本法提起訴願。」依此規定，查有新竹市政府以 111 年 1 月 3 日府授衛醫字第 1100147633 號行政裁處書處新臺幣 1 萬元罰鍰之行政處分在案，是以，訴願人得以據此提出訴願無誤。又依據訴願法第 81 條略以，「訴願有理由者，受理訴願機關應以決定撤銷原行政處分之全部或一部……。」訴願法第 82 條「略以對於依第二條第一項提起之訴願，受理訴願機關認為有理由者，應指定相當期間，命應作為之機關速為一定之處分……。」是以本案之主文為原處分撤銷，由原處分機關於 2 個月內另為處分。

　　再者，就行政處分之事實而論，有關驗光人員執業處所之規定，於驗光人員法第 9 條針對執業處所明定：「驗光人員執業以 1 處為限，並應在所在地直轄市、縣（市）主管機關核准登記之醫療機構、驗光所、眼鏡公司（商號）或其他經中央主管機關認可之機構為之。但機構間之支援或經事先報准者，不在此限。」又違法上述事項之罰則，依第 47 條第 1 項第 3 款規定：「驗光人員有下列各款情事之一者，處新臺幣一萬元以上五萬元以下罰鍰，並令其限

期改善；屆期未改善者，處一個月以上一年以下停業處分。」然本案經訴願審議委員會，查原處分機關於行政裁處書主旨段記載訴願人係違反驗光人員法第47條第1項第3款規定，然事實欄記載：「訴願人為驗光人員，其所屬眼鏡公司未設置驗光所，卻於該公司內操作驗光儀器進行驗光業務，核其違規事實違反驗光人員法第9條規定，爰依同法第47條第1項第3款處辦。」而答辯理由敘明「訴願人領有驗光師證書，卻未辦理執業登記，該眼鏡公司亦未設立驗光所，訴願人未依驗光人員法第9條規定，於主管機關核准登記之醫療機構、驗光所、眼鏡公司（商號）執業……。」由上訴原處分機關可知，其於主旨、事實及答辯理由部分似有未一致之情況，舉例而言，驗光人員法第7條第1項規範登記事項「驗光人員應向執業所在地直轄市、縣（市）主管機關申請執業登記，領有執業執照，始得執業。」又違反該是項，依應以第47條第1項第1款「一、違反第七條第一項規定，未辦理執業登記而執行業務。」而罰則為「處新臺幣一萬元以上五萬元以下罰鍰，並令其限期改善；屆期未改善者，處一個月以上一年以下停業處分。」是以，認定原處分機關應先行釐清應受裁罰事實為何。

最後，訴願審議委員會以行政程序法第96條第1項規定：「行政處分以書面為之者，應記載下列事項。」其第2款規定：「主旨、事實、理由及其法令依據。」又委員會認為，所謂「事實」，係行為人違反行政法義務之客觀狀態，所謂「法令依據」係指行政機關為行政處分之法律基礎，所謂「理由」，係指行政機關獲致結論之原因，其記載須達使人足以判斷行政機關已否正確適用法律，始屬完備資料。因此認為本件原處分既有事實及理由記載未明之違誤，爰將原處分撤銷，由原處分機關於2個月內另為適法之處

理。綜上，訴願審議委員會審議本件訴願為有理由，爰依訴願法第
81 條規定，決定如主文。

附錄

附錄一　醫事人員繼續教育之實施方式及積分表

實施方式	積分
一、專科以上學校、醫學會、學會、公會、協會、醫事人員職業工會、醫療相關產業工會、教學醫院企業工會、財團法人、教學醫院、主管機關或政府機關舉辦之專業相關繼續教育課程。	（一）參加者，每小時積分一點。 （二）擔任授課者，每小時積分五點。
二、公開徵求論文及審查機制之各該類醫事人員學術研討會。	（一）參加者，每小時積分二點。 （二）發表論文或壁報者，每篇第一作者積分三點，其他作者積分一點。 （三）擔任特別演講者，每次積分十點。
三、公開徵求論文及審查機制之相關醫學會、學會、公會或協會舉辦之學術研討會。	（一）參加者，每小時積分一點。 （二）發表論文或壁報者，每篇第一作者積分二點，其他作者積分一點。 （三）擔任特別演講者，每次積分三點。
四、經醫院評鑑合格之醫院或主管機關跨專業之團隊臨床討論或專題演講之教學活動。	（一）參加者，每小時積分一點。 （二）擔任主要報告或演講者，每次積分三點。 （三）超過六十點者，以六十點計。

實施方式	積分
五、參加網路繼續教育。	（一）每次積分一點。 （二）超過八十點者，以八十點計。
六、參加各該類醫事人員相關雜誌通訊課程。	（一）每次積分二點。 （二）超過八十點者，以八十點計。
七、在國內外各該類醫事人員具審查機制之相關雜誌發表有關各該類醫事人員原著論文。	（一）每篇第一作者或通訊作者，積分十六點，第二作者，積分六點，其他作者積分二點。 （二）發表其他類論文者，積分減半。 （三）超過五十點者，以五十點計。
八、在國內外大學進修專業相關課程。	（一）每學分積分五點。 （二）每學期超過十五點者，以十五點計。
九、講授衛生教育推廣課程。	（一）每次積分一點。 （二）超過十五點者，以十五點計。
十、在國外執業或開業。	每年以二十點計。
十一、國內外各該類醫事人員專業研究機構進修。	（一）短期進修者（累計一星期內），每日積分二點。 （二）長期進修者（累計超過一星期），每星期積分五點。 （三）超過三十點者，以三十點計。
十二、醫師一般醫學訓練、牙醫師一般醫學訓練、專科醫師訓練、專科牙醫師訓練或臨床醫事人員培訓計畫之訓練。	每年以二十點計。

實施方式	積分
十三、各大專校院專任護理教師至國內醫療或護理機構實務學習，經機構開具證明文件。	（一）每日積分二點。 （二）超過二十五點者，以二十五點計。
十四、於離島地區執業期間。	除參加本表第十點之繼續教育外，其各點實施方式之積分數，得以二倍計。
十五、於偏遠地區執業期間。	除參加本表第十點外之繼續教育外，其各點實施方式之積分數，得以一點五倍計。

附錄二　驗光所驗光費用之標準（資料來源：臺北市衛生局）

臺北市驗光所收費標準表			
核定日期：109 年 11 月 2 日 核定文號：北市衛醫字第 1093078850 號			
申請項次	收費項目	申報收費金額（元）/（單位）	公告説明（收費内容説明：服務内容、用途、適應症、適用對象、費用包括含與不含之項目等。）
1	視力檢查（裸視）Unaided vision	80 元／次	1. 每次收費 80 元。 2. 爲檢查檢驗之費用，以庶眼板等輔具及視力表設備測量患者未佩帶視覺輔具時的視力，含檢查耗材。
2	配鏡及眼鏡（驗光報告單）Refraction Report	260 元／次	1. 每次收費 260 元。 2. 每次以開立一份驗光報告爲計價單位。 3. 爲檢查檢驗之費用，依檢查結果試片試戴，含驗光人員開立調整之參數與其他眼鏡所需之資訊記錄報告。
3	配鏡及眼鏡（含稜鏡）（稜鏡驗光報告單）Prism Refraction Report	520 元／次	1. 每次收費 520 元，適用於雙眼視覺或視野異常者。 2. 每次以開立一份稜鏡驗光報告爲計價單位。 3. 爲檢查檢驗之費用，檢查結果試戴後調整，含各種稜鏡之參數及試片試戴。 4. 含驗光人員開立其他稜鏡眼鏡所需之資訊記錄報告。

4	屈光量測（電腦驗光機測量）Autorefraction	150 元／次	1. 每次收費 150 元。 2. 以電腦驗光儀測量兩眼屈光概值之檢查費。
5	視力檢查，含矯正（戴舊鏡視力檢查）VISUAL ACUITY WITH CORRECTION	100 元／次	1. 每次收費 100 元。 2. 以遮眼板等輔具及之視力表設備測量患者佩戴慣用視覺輔具時的遠／近方視力之檢查費。
6	隱形眼鏡配載 Autorefraction with contact len on	200 元／次	1. 每次收費 200 元。 2. 以電腦驗光儀測量患者佩戴隱形眼鏡後的弧度及屈光概值之檢查費。
7	網膜鏡檢查—複雜（靜態網膜鏡檢查）（檢影法）Static Retinoscopy	300 元／次	1. 每次收費 300 元。 2. 以視網膜鏡、視力表設備、自覺式驗光儀與試鏡片組／板鏡，測量患者兩眼的遠方屈光狀態。 3. 含人力、設備及檢查，所需時間大於 2 分鐘者收此項費用。
8	色覺異常檢查 Color Vision Test	150 元／次	1. 每次收費 150 元。 2. 以色覺測驗本，篩檢患者後天或遺傳的色覺缺陷之檢查費。
9	運動覺檢查（眼球運動功能檢查）EOM evaluation	240 元／次	1. 每次收費 240 元。 2. 光學鏡片種類選擇所需檢查。
10	眼鏡度數測量 Lensometry	50 元／次	1. 每次收費 50 元。 2. 以驗度儀測量患者慣用眼鏡鏡片上的屈光度之檢查費。

說明：

一、依據驗光人員法第 21 條、台北市驗光生公會 109 年 9 月 3 日北市驗光生字第 109026 號、台北市驗光師公會 109 年 9 月 4 日北市驗光師字第 109020 號函辦理。

二、本表適用於臺北市驗光所。

三、本表未列出之收費項目,請參照(但不得逾)臺北市各醫學中心收費標準。

四、臺北市驗光所收費標準高於本表者,須依驗光人員法規定,經臺北市政府衛生核定後,始得收取。

五、本表所列項目日後納為衛福部中央健康保險署醫療服務支付項目後:

(一)符合健保給付規定者:依健保支付標準規定辦理。

(二)不符合健保給付規定者:依健保支付標準(醫學中心等級)二倍以下之範圍內收費。

六、驗光所之驗光人員執行上開收費項目,須遵循驗光人員法第12條規定之業務範圍。

參考文獻

工研院（2019）。創新科技守護全民健康。工業技術與資訊月刊。*333*，40-41。

朱建民（1996）。專業倫理教育的理論與實踐。**通識教育季刊**，*3*（2），33-56。

朱家榮（2010）。資訊倫理研究初探。**臺灣圖書館管理季刊**，*6*（1），106-120。

李太正、王海南、法治斌、陳連順、黃源盛、顏厥安、王照宇、徐崑明（2022）。**法學入門（第十七版）**。元照出版社。

李禮仲、曾志超、張晉豪、吳昭漢（2017）。**驗光人員倫理與法規**。摩登出版社。

李復甸、劉振鯤（1997）。**法學概論**。大中國圖書。

林火旺（2004）。**倫理學**。五南出版社。

林克亮、陳賢堂、黃宣瑜（2016）。臺灣視光學教育制度與驗光師證照考試之現況及未來發展。**國家菁英**，*12*（4）4，116-135。

林紀東（2018）。**法學緒論（第二版）**。五南出版社。

周宇翔、　淑貞（2017）。輔具適配評估專業發展初探：兼論輔具評估人員專業倫理守則之建構。**東吳社會工作學報**，*32*，35-63。

陳惠伶、陳錫評、賴永盛（2018）。**驗光人員法規與倫理**。新文京出版社。

陳惠馨（2019）。**法學概論（修訂十六版）**。三民出版社。

陳麗娟（2022）。**法學概論（第八版）**。五南出版社。

黃莫夫（2009）。**法學緒論**。一品出版社。

雷崧生譯（1976）。**法律與國家**。正中書局。

楊仁壽（2010）。**法學方法論（第二版）**。三民出版社。

楊雲明（2019）。**經濟學**。元照出版社。

葉靜輝、葉豐銘、楊千慧（2023）。台灣驗光人員專業倫理規範建構之研究。**輔仁管理評論**，30（2），60-84。

鄭玉波（2021）。**法學緒論（修訂二十四版）**。三民出版社。

管歐（2007）。**法學緒論（第七十二版）**。五南出版社。

廖麗君、廖健芬、黃美智（2008）。物理治療專業倫理準則之分析與評論。**物理治療**，*33*（3），197-202。

蔡甫昌（2006）。生命倫理四原則方法。於戴正德、李明濱編著，**醫學倫理導論**（41-58 頁）。教育部。

劉得寬（2022）。**法學入門（第五版）**。五南出版社。

劉宗榮（2022）。**民法概要（修訂十五版）**。三民出版社。

劉作揖（2021）。**法學緒論（修訂十四版）**。三民出版社。

劉建國（2012）。立法院提案。https://lis.ly.gov.tw/lgcgi/lgmeetimage?cfc7cfcdcfcdcfcec5cccceced2cccdcb

劉冠桿、梁可嘉、陳芷玲、關文郡、葉紀廷、褚宣陽（2023）。驗光人員專業倫理：「視不視—代誌很大條」。中原大學第八屆全國專業倫理競賽。入選獎。

https://acadm.cycu.edu.tw/professional-ethics/

盧美秀（2011）。**醫護倫理學（三版）**。五南出版社。

蕭宏恩（2004）。**醫事倫理新論**。五南出版社。

戴正德（2004）。專業倫理 - 醫技，健康，管理。**哲學與文化**，*31*

（41），5-18。

戴正德（1998）。醫學倫理的理論思考。**醫學教育**，，*2*（1），3-9。

韓忠謨（1980）。**法學緒論**。自版。

謝瑞智（2012）。**圖解法學概要**。文笙出版社。

謝政道（2002）。**法學緒論**。楊智出版社。

醫事司（2015）。最新消息。https://www.mohw.gov.tw/cp-2651-19686-1.html

羅成典（1991）。**立法技術論**。文笙出版社。

蘇昭如、劉雅雲、林育承（2022）。我國社會工作師倫理機制執行情形與未來展望。**社區發展季刊**，*180*，7-21。

Abbott, A. (2014). *The system of professions: An essay on the division of expert labor*. University of Chicago press.

Ackland, P. (2012). The accomplishments of the global initiative VISION 2020: The Right to Sight and the focus for the next 8 years of the campaign. *Indian Journal of Ophthalmology*, *60*(5), 380.

Bailey, R. N. (2016). The History of Ethics and Professionalism within Optometry in the United States of America 1898-2015, Part 1. *Hindsight: Journal of Optometry History*, *47*(1), 14-14.

Beauchamp, T. L., & Childress, J. F. (2001). *Principles of biomedical ethics*. Oxford University Press, USA.

Blanchard, K., & Peale, N. V. (2011). *The power of ethical management*. Random House.

Callahan, D., & Jennings, B. (2002). Ethics and public health: forging a strong relationship. *American Journal of Public Health*, *92*(2),

169-176.

Carroll, A. B. (1991). The pyramid of corporate social responsibility: Toward the moral management of organizational stakeholders. *Business Horizons, 34*(4), 39-48.

Cruess, S. R., Johnston, S., & Cruess, R. L. (2004). "Profession": a working definition for medical educators. *Teaching and Learning in Medicine, 16*(1), 74-76.

Davis, M. (1999). *Ethics and the university.* Psychology Press.

ECOO guidelines for optometric and optical services in Europe. European Council of Optometry and Optics, 2013

https://ecoo.info/2013/07/ecoo-guidelines-for-optometric-and-optical-services-in-europe/

Ferrell, O. C., & Fraedrich, J. (2021). *Business ethics: Ethical decision making and cases.* Cengage Learning.

Frankena, W. K. (1973). *Ethics*, Englewood Cliffs, NJ: Prentice-Hall.

Frankel, M. S. (1989). Professional codes: Why, how, and with what impact? *Journal of Business Ethics, 8*, 109-115.

Freeman, R. E. (2010). *Strategic management: A stakeholder approach.* Cambridge University Press.

Fremgen, B. F. (2002). *Medical law and ethics* (p. 432). Upper Saddle River, NJ: Prentice Hall.

Greenwood, E. (1957). Attributes of a profession. *Social work*, 45-55.

Lo, B. (1995). *Resolving ethical dilemmas: a guide for clinicians.* Lippincott Williams & Wilkins.

Mack, P. (2004). Utilitarian ethics in healthcare. *International Journal of the Computer, the Internet and Management, 12*(3), 63-72.

Montiel, I. (2008). Corporate social responsibility and corporate sustainability: Separate pasts, common futures. *Organization & Environment, 21*(3), 245-269.

Peterson, D. B., Peterson, D. B., & Murray, G. C. (2006). Ethics and assistive technology service provision. *Disability and Rehabilitation: Assistive Technology, 1*(1-2), 59-67.

Ross, W. D. (2002). *The right and the good.* Oxford University Press.

Shah, M., Noor, A., Deverell, L., Ormsby, G. M., Harper, C. A., & Keeffe, J. E. (2018). Task sharing in the eye care workforce: screening, detection, and management of diabetic retinopathy in Pakistan. A case study. *The International Journal of Health Planning and Management, 33*(3), 627-636.

Shrivastava, P. (1995). The role of corporations in achieving ecological sustainability. *Academy of Management Review, 20*(4), 936-960.

Stanford, C. C., & Connor, V. J. (2014). *Ethics for health professionals.* Jones & Bartlett Publishers.

Thomas, D., Weegen, L., Walendzik, A., Wasem, J., & Jahn, R. (2011). *Comparative analysis of delivery of primary eye care in three European countries* (No. 189). IBES Diskussionsbeitrag.

Wheelwright. P. (1959). *A Critical introduction to ethics.* Odyssey Press.

Wilensky, H. L. (1964). The professionalization of everyone? *American Journal of Sociology, 70*(2), 137-158.

國家圖書館出版品預行編目(CIP)資料

驗光人員倫理與法規／葉靜輝，曾大千，葉豐
銘，楊千慧著. -- 初版. -- 臺北市：五南
圖書出版股份有限公司, 2023.11
面；　公分
ISBN 978-626-366-775-4(平裝)

1.CST: 醫事法規　2.CST: 醫學倫理
3.CST: 驗光

412.21　　　　　　　　　　　112018946

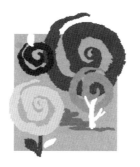

5JOT

驗光人員倫理與法規

作　　　者 ― 葉靜輝（324.8）、曾大千、葉豐銘、楊千慧

發 行 人 ― 楊榮川

總 經 理 ― 楊士清

總 編 輯 ― 楊秀麗

副總編輯 ― 王俐文

責任編輯 ― 金明芬

封面設計 ― 姚孝慈

出 版 者 ― 五南圖書出版股份有限公司

地　　　址：106台北市大安區和平東路二段339號4樓

電　　　話：(02)2705-5066　　傳　真：(02)2706-6100

網　　　址：https://www.wunan.com.tw

電子郵件：wunan@wunan.com.tw

劃撥帳號：01068953

戶　　　名：五南圖書出版股份有限公司

法律顧問　林勝安律師

出版日期　2023年11月初版一刷

定　　　價　新臺幣400元

經典永恆・名著常在

五十週年的獻禮——經典名著文庫

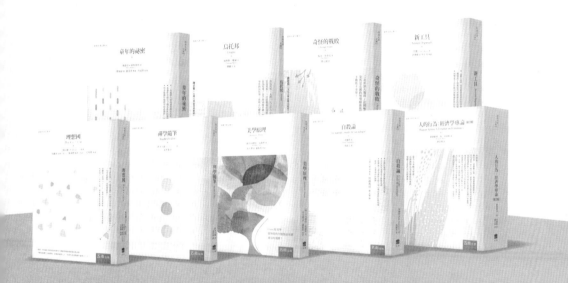

五南，五十年了，半個世紀，人生旅程的一大半，走過來了。

思索著，邁向百年的未來歷程，能為知識界、文化學術界作些什麼？

在速食文化的生態下，有什麼值得讓人雋永品味的？

歷代經典・當今名著，經過時間的洗禮，千錘百鍊，流傳至今，光芒耀人；

不僅使我們能領悟前人的智慧，同時也增深加廣我們思考的深度與視野。

我們決心投入巨資，有計畫的系統梳選，成立「經典名著文庫」，

希望收入古今中外思想性的、充滿睿智與獨見的經典、名著。

這是一項理想性的、永續性的巨大出版工程。

不在意讀者的眾寡，只考慮它的學術價值，力求完整展現先哲思想的軌跡；

為知識界開啟一片智慧之窗，營造一座百花綻放的世界文明公園，

任君遨遊、取菁吸蜜、嘉惠學子！